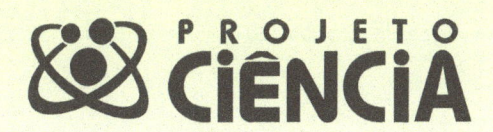

PROJETO CIÊNCIA

NOSSO CORPO, NOSSA SOCIEDADE

Rogério G. Nigro
Maria Cristina C. Campos
1ª edição

ILUSTRAÇÕES
Paulo César Pereira
Leonardo Maciel

Conforme a nova ortografia

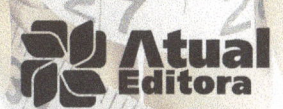

Atual Editora

Copyright © Rogério G. Nigro e Maria Cristina C. Campos, 2013

SARAIVA S.A. Livreiros Editores
Rua Henrique Schaumann, 270 – Pinheiros
05413-010 – São Paulo – SP
Fone: (0xx11) 3613-3000
Fax: (0xx11) 3611-3308 – Fax vendas: (0xx11) 3611-3268
www.editorasaraiva.com.br
Todos os direitos reservados.

Dados Internacionais de Catalogação na Publicação (CIP)

Nigro, Rogério G.
    Nosso corpo, nossa sociedade / Rogério G. Nigro, Maria Cristina C. Campos; ilustrações Paulo César Pereira, Leonardo Maciel. — 1. ed. — São Paulo : Atual, 2013. — (Projeto Ciência).

    Bibliografia
    ISBN 978-85-357-1205-6
    ISBN 978-85-357-1206-3 (professor)
1. Ciências (Ensino fundamental) 2. Corpo humano (Ensino fundamental) I. Campos, Maria Cristina C. II. Pereira, Paulo César. III. Maciel, Leonardo. IV. Título. V. Série.

CDD - 372.35

Índice para catálogo sistemático:
1. Corpo humano : Ciências : Ensino fundamental   372.35

COLEÇÃO PROJETO CIÊNCIA
Gerente editorial: Rogério Carlos Gastaldo de Oliveira
Editora-assistente: Solange Mingorance
Auxiliares de serviços editoriais: Flávia Zambon, Amanda Lassak e Laura Vecchioli
Estagiária: Gabriela Damico Zarantonello
Coordenação e produção editorial: Todotipo Editorial
Preparação de texto: Claudia Cantarim
Revisão de texto: Marina C. de Freitas e Cássia Land
Pesquisa iconográfica: Cristina Akisino (coord.) / Márcia A. Trindade
Gerente de arte: Nair de Medeiros Barbosa
Projeto gráfico e capa: Commcepta Design
Arte de capa e diagramação: Rosa Design Gráfico
Produtor gráfico: Rogério Strelciuc
Ilustrações: Paulo César Pereira e Leonardo Maciel
Imagem de capa: Thinkstock/Getty Images
Suplemento de atividades: Rogério G. Nigro e Maria Cristina C. Campos
Ilustrações técnicas elaboradas pelos autores, sem escalas e em cores-fantasia.
Impressão e acabamento: Log&Print Gráfica, Dados Variáveis e Logística S.A.

1ª edição/2ª tiragem
2023

Visite nosso site: www.atualeditora.com.br
Central de atendimento ao professor:
0800-0117875

APRESENTAÇÃO

Você já reparou na variedade de revistas existente em uma banca de jornal? Algumas são de moda, outras de fofoca, notícias, dieta, esportes, cirurgia plástica...

Agora, repare com mais atenção: como são os corpos mostrados nessas revistas?

Observe que, apesar da variedade de títulos, as imagens de corpos que aparecem são muito parecidas! Quase sempre são homens e mulheres de corpos "sarados": aqueles que têm músculos bem definidos e pouca gordura.

Que tal parar e se perguntar: por que os corpos mostrados nas revistas são tão diferentes dos que vemos nas ruas, ao nosso lado, no nosso dia a dia?

Neste livro, você vai explorar respostas para essa pergunta e conhecer muitos outros aspectos de nosso corpo.

No capítulo 1, você enxergará além das aparências externas, pois vai saber como o seu corpo é por dentro. Nesse capítulo desvendaremos o nosso universo interior, observando algumas imagens antigas e outras obtidas com o uso de equipamentos modernos.

No capítulo 2, você vai conhecer os "mecanismos" básicos que mantêm o corpo em funcionamento e investigará uma questão intrigante: a manutenção do equilíbrio interno.

No capítulo 3, você vai explorar o que está por trás das transformações do corpo conforme o tempo passa. Você descobrirá "quem" diz que a infância chegou ao fim e que a adolescência está para começar.

No capítulo 4, discutiremos mais uma questão curiosa: em que medida a sociedade em que vivemos influi no nosso corpo? Nesse momento, será possível entender melhor a relação entre a sociedade, o nosso corpo e a imagem do corpo que queremos ter.

Boa leitura!

Rogério G. Nigro e
Maria Cristina C. Campos

SUMÁRIO

NOSSO UNIVERSO INTERIOR

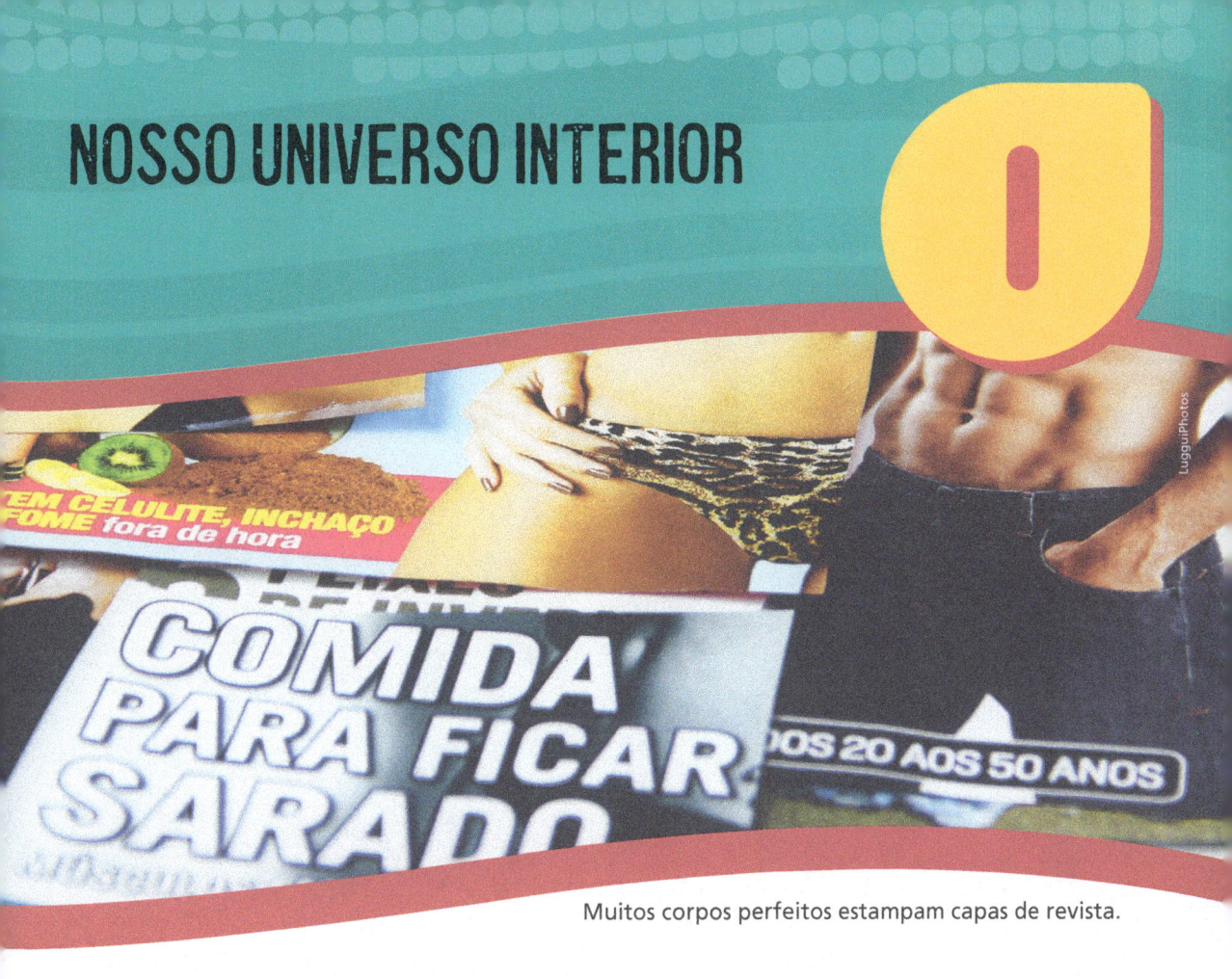

Muitos corpos perfeitos estampam capas de revista.

EM QUALQUER BANCA DE JORNAL É POSSÍVEL ENCONTRAR DIVERSAS CAPAS DE REVISTA CULTUANDO O CORPO HUMANO.

Muitas pessoas costumam admirar o corpo dos modelos que aparecem nas capas de revista. Isso é particularmente comum na adolescência, quando nosso corpo começa a se transformar. Nesse período da vida, quando deixamos de parecer crianças, a curiosidade sobre o corpo do adulto é muito grande. Nosso corpo ainda é um desconhecido, e o corpo dos outros, mais ainda.

Esse mistério sobre nós mesmos pode causar certo *frisson*. Afinal, estamos diante do desconhecido, isto é, do que ainda precisa ser mais bem explorado.

O impulso para descobrir coisas novas e desvendar mistérios é muito comum no ser humano. Na história da humanidade, podemos encontrar inúmeros exemplos dessa atitude: exploramos as mais altas montanhas, vamos aos confins dos oceanos, enviamos satélites para o espaço, pisamos na Lua, observamos as regiões mais distantes do universo...

Porém, nossa curiosidade não se limita ao que está distante de nós. Por natureza, somos curiosos a respeito de nós mesmos e também de nosso corpo! Queremos conhecer o que está escondido embaixo da nossa pele e o que existe dentro de nós.

Esses serão os assuntos que estudaremos neste capítulo inicial. Então, vamos começar a explorar o nosso incrível universo interior?

"Des-cobrir" o corpo humano

Conhecer como somos por dentro nem sempre foi fácil. Diferentemente das nossas roupas, não podemos retirar a pele que nos recobre. Os primeiros estudiosos que se aventuraram a explorar o interior do corpo humano encontraram muitas dificuldades técnicas.

Então, como puderam observar o corpo por dentro?

Antigamente, a única maneira de resolver esse problema era "abrir" o corpo. Esse procedimento é chamado dissecação.

Dissecar um corpo não é tarefa simples. Em primeiro lugar, porque é necessário ter um corpo... Antigamente, batalhas e guerras forneciam muito material para quem desejava explorar o universo interno do corpo humano. Entretanto, em certos períodos da história, as restrições religiosas e legais impediam a prática da dissecação.

Porém, a vontade de saber mais sobre o interior do corpo sempre foi forte. Tanto que alguns anatomistas – contemporâneos dos portugueses que chegaram pela primeira vez ao Brasil – até corriam sérios riscos: roubavam cadáveres e os levavam para casa a fim de estudá-los.

Um desses transgressores foi Vesálio (1514-1565). Ele foi o mais importante anatomista de seu tempo. Um de seus trabalhos é apresentado ao lado. Repare como ele retratou o corpo humano com surpreendente perfeição.

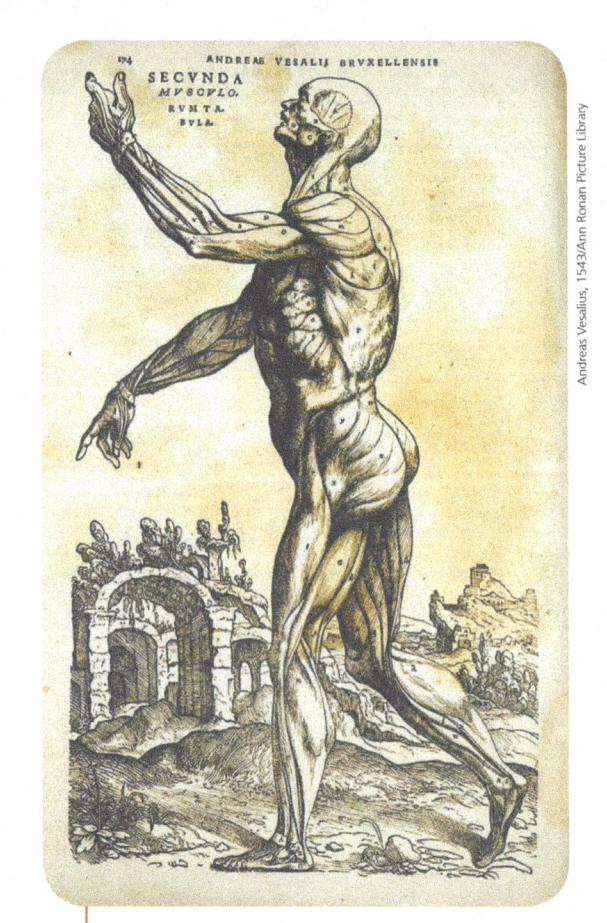

Andreas Vesalius, 1543/Ann Ronan Picture Library

Os estudos de Vesálio sobre o interior do corpo humano mostraram como nossos músculos, esqueleto e órgãos internos estão organizados.

ARTE E CIÊNCIA

Durante o movimento do Renascimento europeu (séculos XIV a XVI), certos artistas começaram a dissecar corpos humanos em seus estúdios. Eles pensavam que um bom conhecimento da anatomia do corpo fosse necessário para representar a figura humana com a complexidade que lhe é natural.

Um desses artistas foi Leonardo da Vinci (1452-1519), que teve autorização da Igreja para dissecar cadáveres humanos. Os desenhos que produziu estão entre os primeiros a representar, com bastante realismo, o interior do nosso corpo.

Studies of Embryos by Leonardo da Vinci/The Queen's Gallery, Buckingham Palace

Leonardo da Vinci utilizou modelos humanos e animais para representar a organização do interior do corpo. Aqui vemos o desenho de um feto no útero.

O corpo através dos microscópios

Os estudos dos primeiros anatomistas contribuíram para que a humanidade começasse a "des-cobrir" o misterioso interior do corpo humano. Os principais órgãos já eram conhecidos, já se sabia onde cada um se encontrava e também se imaginava como era seu funcionamento.

No entanto, nossa curiosidade ainda não estava completamente saciada! Afinal, o que descobriríamos se conseguíssemos ampliar o nosso poder de visão? Numa época em que as lunetas e os telescópios já haviam possibilitado a observação do universo exterior, seria possível explorar o universo interior com a ajuda de algum instrumento especial, que nos permitisse "ver melhor"?

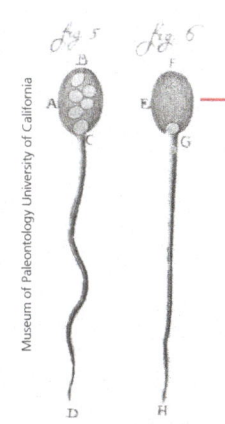

Os espermatozoides – registrados por Van Leeuwenhoek em 1722 – foram uma das primeiras estruturas do corpo humano vistas através de um microscópio.

A resposta foi: sim!

Por meio de um instrumento que possibilitava ver mais do que os olhos permitiam, um pesquisador holandês chamado Antoine van Leeuwenhoek (1632-1723) fez descobertas surpreendentes. Ele utilizou alguns dos primeiros microscópios.

DOS PRIMEIROS MICROSCÓPIOS AOS EQUIPAMENTOS ATUAIS

Quando o microscópio foi inventado, ele não tinha nenhuma utilidade. Curioso, não é? Na época, nem sequer se imaginava a existência de um mundo de coisas minúsculas, que nossos olhos não conseguiam detectar...

Muitas pessoas só se deram conta da complexidade desse mundo minúsculo com o livro *Micrographia* (1665), do britânico Robert Hooke (1635-1703). Por exemplo, a ilustração de uma pulga com 35 centímetros de tamanho surpreendeu os leitores porque mostrava grande quantidade de detalhes do corpo desse animal. Antes, sem os

microscópios, elas não pareciam ser muito mais do que pequenos "pontinhos"!

Qual não foi o deslumbramento da humanidade quando microscópios mais potentes revelaram a existência de um universo ainda menor...

Atualmente, os microscópios eletrônicos – aqueles que utilizam feixes de elétrons – produzem imagens muito ampliadas. Um aumento de 50 mil vezes é rotineiro para quem faz uso desses equipamentos. E a tecnologia não para por aí: os microscópios mais potentes podem ampliar a imagem de um objeto até milhões de vezes.

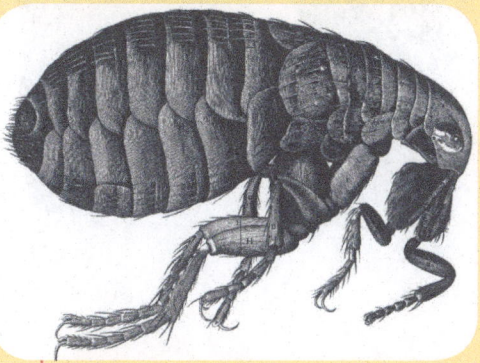

Desenho de uma pulga vista ao microscópio, publicado no livro *Micrographia*.

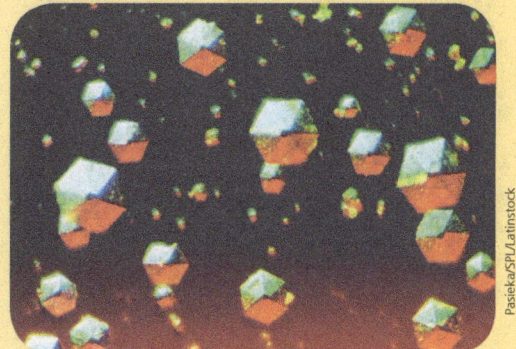

Imagem obtida com o uso de um microscópio eletrônico de transmissão. Aqui, são mostradas moléculas de insulina.

Na página anterior você viu uma imagem que Van Leeuwenhoek produziu. Agora observe imagens do corpo obtidas com a utilização de diferentes tipos de microscópios. Assim, você estará explorando o interior de seu corpo de maneira que certamente causaria inveja aos anatomistas do passado.

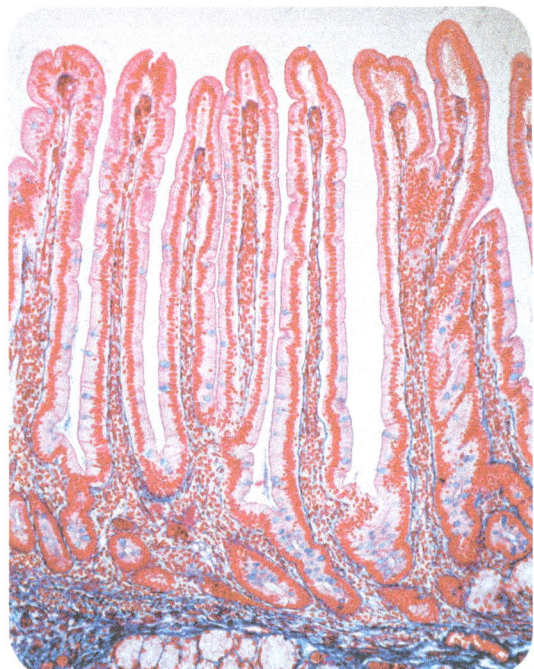

Manfred Kage/SPL/LatinStock

Com o auxílio de um microscópio de luz (aumento de 50x), podemos observar que o interior do intestino delgado possui "dobras" – as vilosidades intestinais.

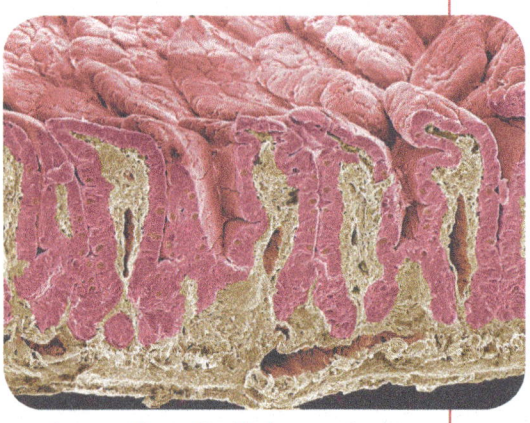

Steve Gschmeissner/SPL/Latinstock

Agora veja as vilosidades através de um microscópio eletrônico (aumento de 200x).

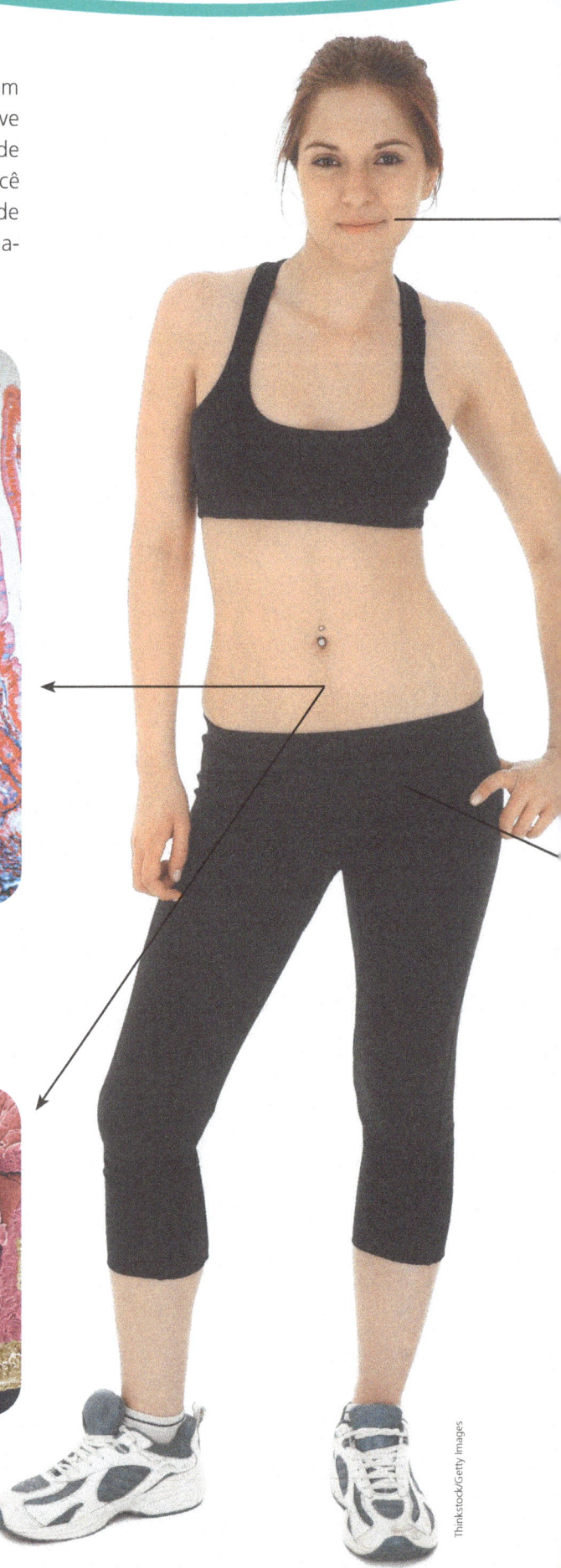

Thinkstock/Getty Images

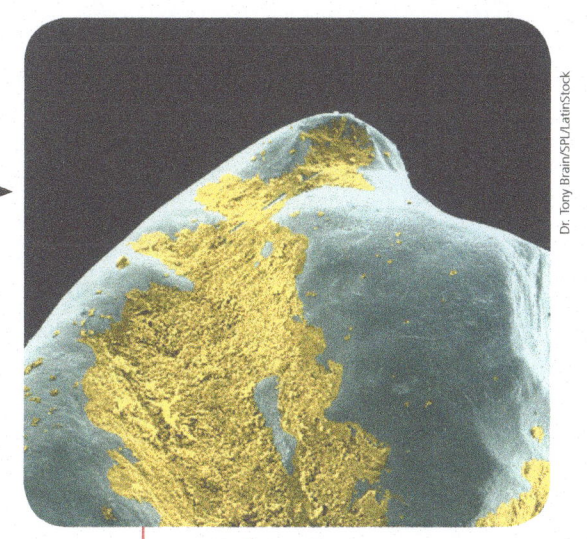

Dente observado com o auxílio de microscópio eletrônico de tunelamento (aumento de 10x). É possível ver a placa bacteriana – onde ficam as bactérias observadas por Van Leeuwenhoek (ver à direita) – e o início de uma cárie, que é uma cavidade no dente, causada por ácidos secretados pelas bactérias.

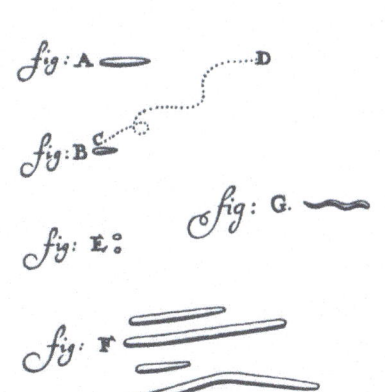

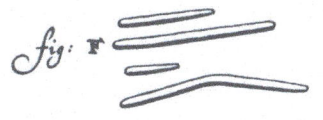

Esta imagem foi feita por Van Leeuwenhoek, o primeiro estudioso a observar as bactérias que se acumulam no espaço entre os dentes. Compare esse esquema com as imagens obtidas por meio do uso de modernos microscópios.

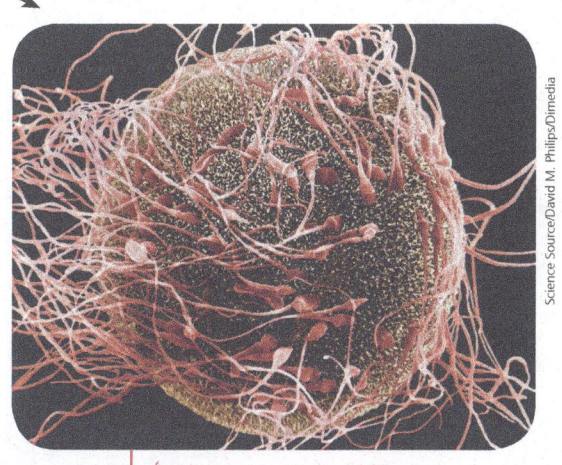

Óvulo e espermatozoides se encontram na tuba uterina. Quando um espermatozoide consegue "entrar" no óvulo, ocorre a fecundação.

OS SERES VIVOS SÃO FORMADOS POR CÉLULAS

A utilização de microscópios para observar plantas e animais possibilitou o desenvolvimento de uma teoria muito importante para o entendimento dos seres vivos: a *teoria celular*.

Estudando a estrutura microscópica de plantas, um cientista alemão chamado Mathias Schleiden (1804-1881) publicou, em 1838, um trabalho anunciando que todas as plantas eram formadas por "comunidades de células". Além disso, de acordo com seus estudos, o crescimento das plantas ocorria devido a um aumento no número das células que as constituíam.

Ao estudar a estrutura microscópica de animais, outro cientista alemão, Theodor Schwann (1810-1882), chegou a uma conclusão parecida. Em 1839, ele divulgou um trabalho no qual afirmava ter encontrado células em todos os tecidos animais que estudara e até mesmo nos embriões em desenvolvimento.

A reunião das conclusões dos dois estudiosos permitiu-lhes fazer uma generalização: todos os seres vivos são constituídos por unidades básicas. Essas unidades são as *células*.

Dr. Tony Brain/SPL/LatinStock

Dr. Jeremy Byrgess/SPL/LatinStock

Science Source/David M. Philips/Dimedia

Além da pele

"Agora podemos ver o interior do nosso corpo sem cortar a pele." Foi essa a grande "sensação" da sociedade quando, em 1895, o físico alemão **WILHELM RÖNTGEN** (1845-1923) descobriu os raios X. Sua descoberta permitiu olhar o interior do corpo sem precisar tocá-lo. Com o aparelho de raios X é possível tirar uma "fotografia" do interior do corpo humano.

WILHELM RÖNTGEN
Jornal Brasileiro de Patologia e Medicina Laboratorial
http://www.scielo.br/scielo.php?script=sci_art text&pid=S1676-24442009000100001
Acesso em: 28 set. 2012.

Por exemplo, numa radiografia de tórax, os ossos aparecem em branco no filme fotográfico. Isso acontece porque o tecido ósseo absorve os raios X. Assim, menos raios X atin-gem e impressionam o filme fotográfico na parte correspondente ao local dos ossos.

Em contrapartida, órgãos e tecidos moles – como o coração e o tecido muscular – são atravessados por esses raios. Por isso, em uma radiografia, essas estruturas aparecem mais escurecidas.

O uso dos raios X para obter imagens do corpo desenvolveu-se muito. Hoje, são empregados instrumentos que possibilitam a observação de órgãos como o intestino e o cérebro. A técnica de tomografia computadorizada, por exemplo, utiliza os raios X para fornecer imagens tridimensionais dos órgãos.

Além das imagens

O que diriam os primeiros anatomistas se pudessem ver uma imagem de microscópio eletrônico como a da página ao lado? Será que conseguiriam imaginar que ela mostra uma estrutura do corpo humano? Ou será que pensariam tratar-se da imagem da superfície de algum planeta?

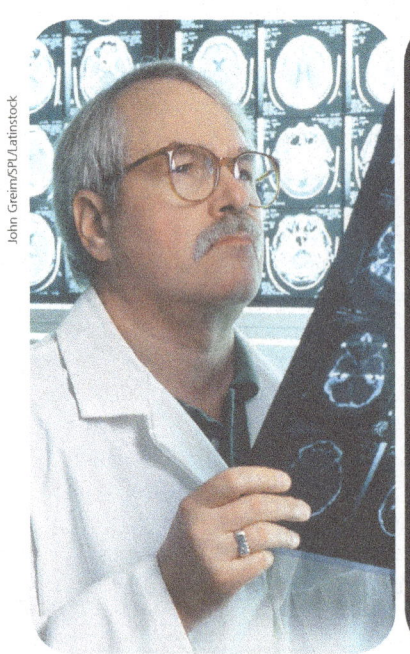
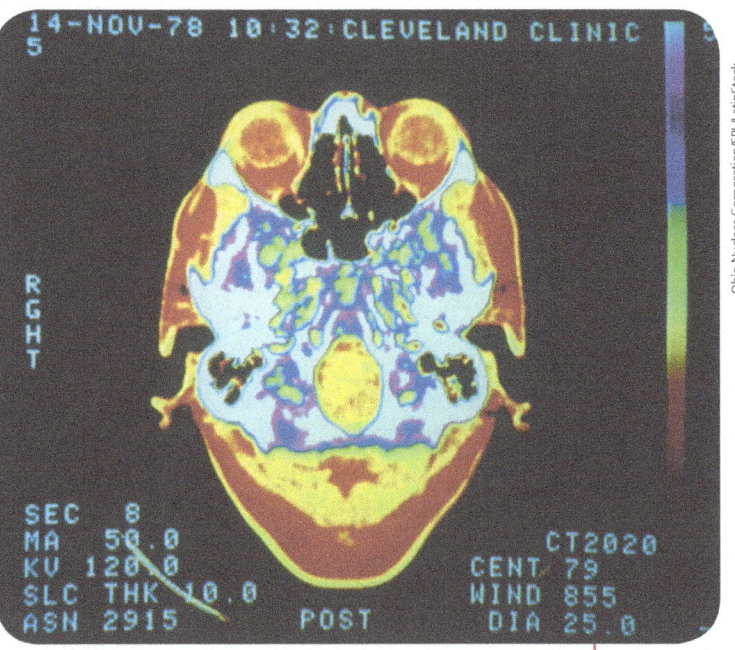

A tomografia computadorizada é utilizada para visualizar o interior do corpo, sem precisar abri-lo. Na foto, médico analisa imagens do cérebro de um paciente.

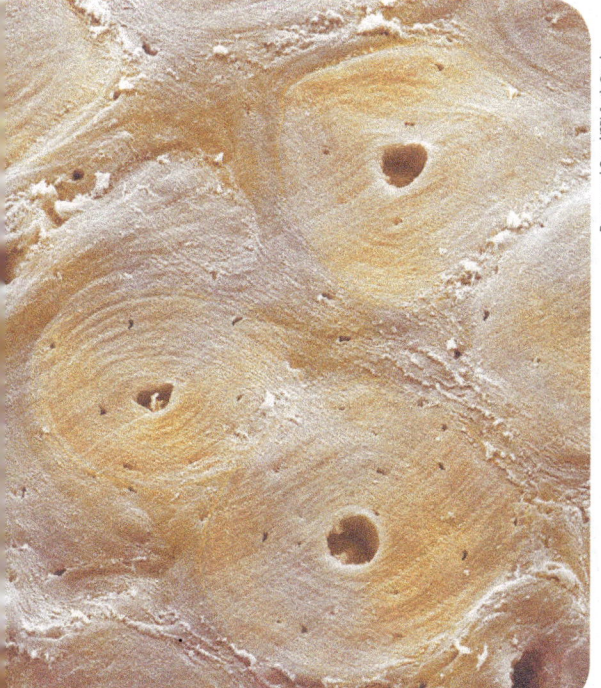

Imagem obtida com a técnica de *scanning electron microscopy*, ou, em português, microscopia eletrônica de varredura.

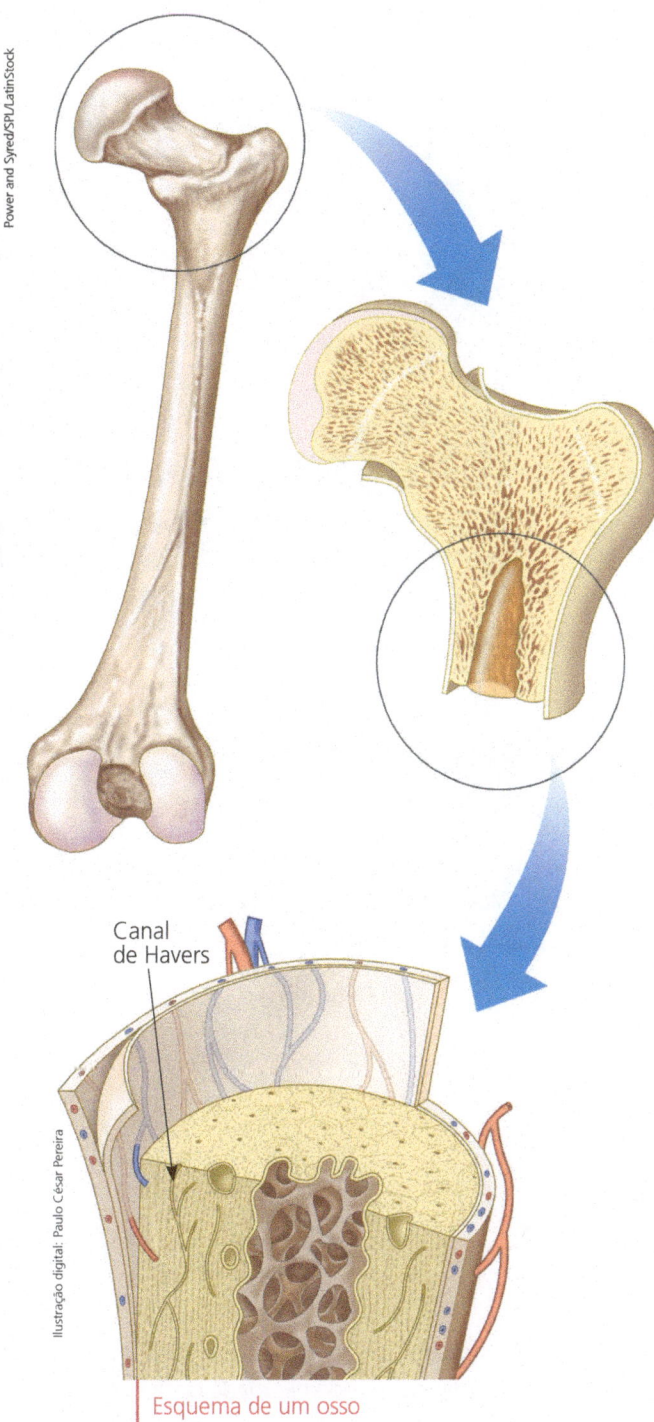

Canal de Havers

Esquema de um osso compacto. Nosso tecido ósseo compacto contém diversas unidades de sistemas haversianos. Pelo canal central de um sistema haversiano passam vasos sanguíneos e nervos.

De fato, é praticamente impossível desvendar essa imagem sem a ajuda de um especialista. Porém, como você pode perceber analisando o esquema ao lado, trata-se de uma imagem do interior do nosso corpo – mais especificamente, do interior de nossos ossos.

Assim, podemos dizer que o avanço obtido pelas técnicas de produção de imagens do nosso corpo foi espetacular, sobretudo nas últimas décadas. Contudo, esse avanço teve um efeito colateral: a maioria das imagens obtidas pelas novas técnicas é tão "especial", que apenas profissionais treinados conseguem interpretá-las com precisão.

Pensando nisso, podemos até fazer uma brincadeira. Use a sua imaginação e, antes de ler as legendas, tente adivinhar o que está representado nas imagens do quadro da página seguinte. Todas foram obtidas por meio de tecnologias utilizadas atualmente para observar o corpo humano.

TECNOLOGIA NA OBTENÇÃO DE IMAGENS

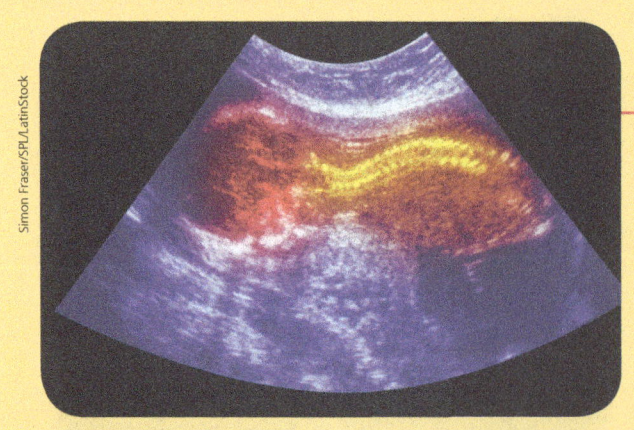

Simon Fraser/SPL/LatinStock

Observando as imagens geradas por um aparelho de ultrassom, especialistas podem dizer se um feto, com apenas quatro meses, é do sexo masculino ou feminino.

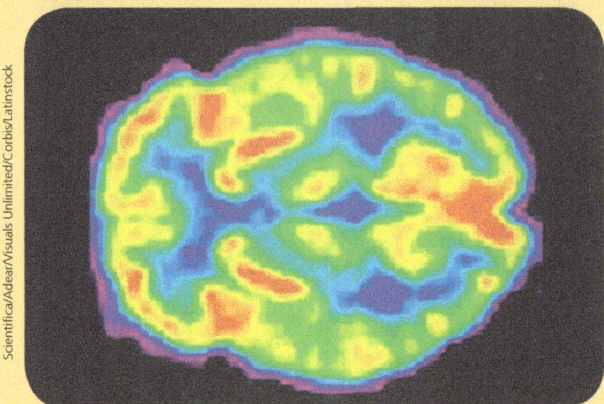

Scientifica/Adear/Visuals Unlimited/Corbis/Latinstock

Especialistas em neurociência utilizam imagens parecidas com essa para desvendar o funcionamento do cérebro. A técnica identifica as áreas ativadas por um estímulo. Nesta imagem, o estímulo foi mostrar diferentes palavras.

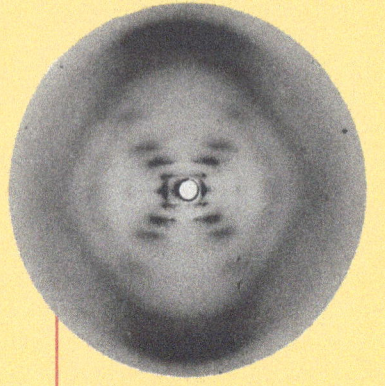

Maurice Wilkins Centre Principal

Por meio do uso de técnicas de difração de raios X, pesquisadores conseguiram obter imagens como esta e sugerir a estrutura do DNA – molécula relacionada à hereditariedade.

Tecnologia: poder de visão para todos?

Neste capítulo vimos que a anatomia do corpo humano tem sido estudada desde os tempos antigos. De um passado em que anatomistas roubavam cadáveres para dissecá-los até os dias de hoje, em que usamos modernos instrumentos, nosso conhecimento sobre como é o corpo avançou bastante.

Mas, apesar desse avanço, as novas tecnologias que possibilitam a obtenção de modernas imagens do corpo não são acessíveis a todos. Somente alguns, com conhecimento técnico adequado, conseguem "enxergar" o que elas revelam. Esse é um dos paradoxos do desenvolvimento tecnológico: apesar de ser possível ver mais efetivamente como o corpo é por dentro, esse poder de visão é restrito a algumas pessoas.

Entretanto, saber como o corpo é internamente representa apenas uma pequena parte do nosso conhecimento sobre nós mesmos. Um conhecimento mais profundo é entender como o corpo funciona...

Esse é o assunto do próximo capítulo.

UMA QUESTÃO DE EQUILÍBRIO INTERNO

2

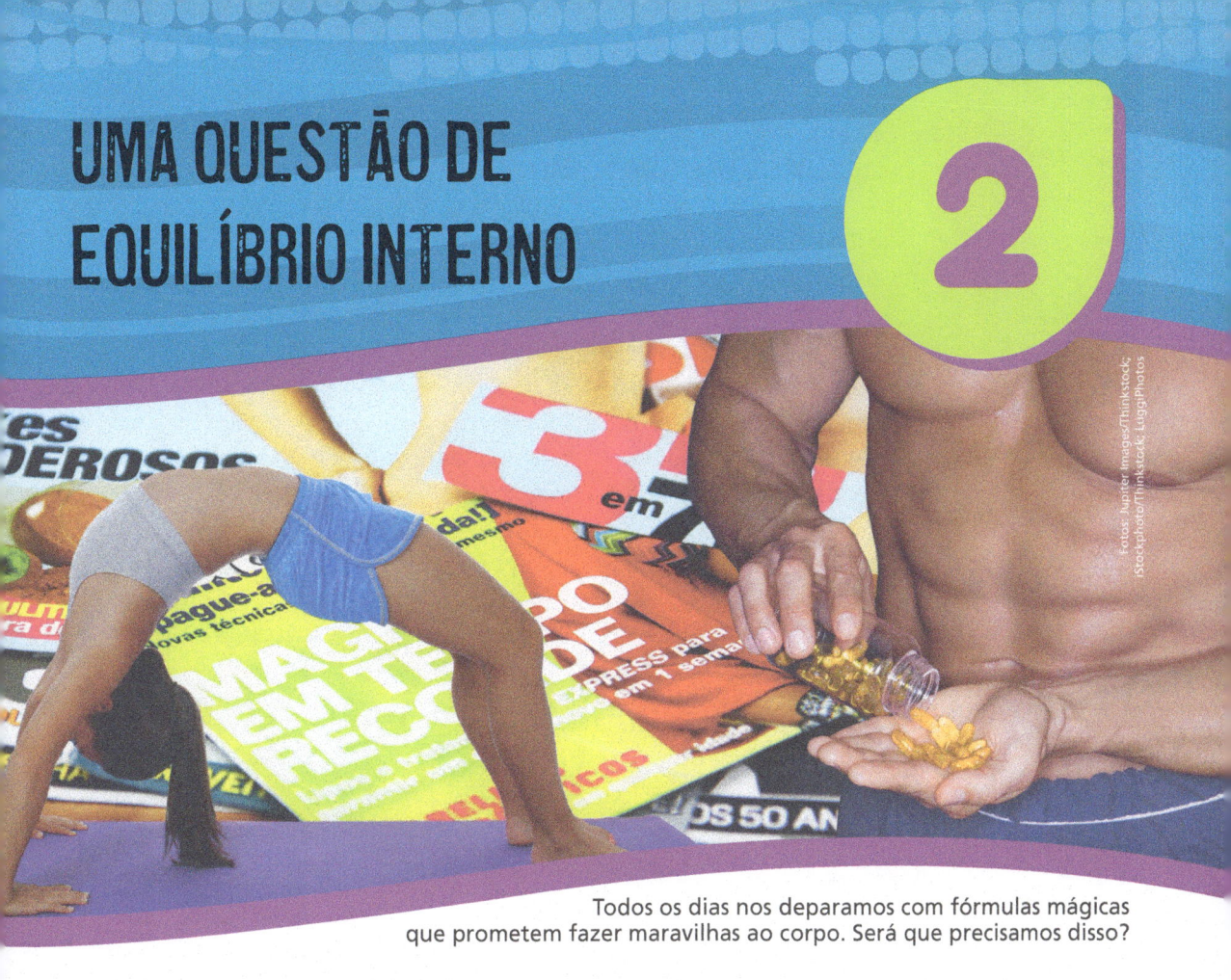

Fotos: Jupiter Images/Thinkstock; iStockphoto/Thinkstock; LuagiPhotos

Todos os dias nos deparamos com fórmulas mágicas que prometem fazer maravilhas ao corpo. Será que precisamos disso?

ATUALMENTE UMA INFINIDADE DE "RECEITAS MÁGICAS" PROMETEM FAZER MIL MARAVILHAS AO SEU CORPO.

Há quem acredite que "fórmulas milagrosas", como as oferecidas pela mídia, são capazes de solucionar conflitos e desconfortos sentidos em relação ao corpo. Mas a boa notícia é que não é preciso buscar tais elixires. Todos nós temos a capacidade de manter o equilíbrio interno, que é o fator que talvez mais interesse ao principal sujeito de toda esta história, o nosso corpo. Esse é o assunto deste capítulo. Nele, vamos ver que a manutenção do equilíbrio interno faz parte do funcionamento natural do corpo.

Por dentro dos suplementos energéticos

Você já participou de uma atividade física de longa duração, como uma maratona, uma prova ciclística de longa distância, triatlo ou esportes de aventura? Essas atividades consomem muita energia!

A maratona olímpica, por exemplo, é uma das modalidades mais desgastantes do atletismo. A distância a ser percorrida é de 42.195 metros. Você já deve ter reparado, quando assistiu a uma maratona pela TV, que antes do final da prova alguns atletas ficam exaustos. Leia como um deles descreveu o que sentiu naquele momento:

Todo o prazer desaparecera. Minha mente e meu corpo doíam e minhas pernas haviam se tornado uma estranha mistura de rigidez e flacidez... haviam se tornado inteiramente indisciplinadas e fora do meu controle... Eu mal era capaz de continuar correndo e não parava de tropeçar nos meus próprios pés.

ASHCROFT, F. *A vida no limite*: a ciência da sobrevivência. Rio de Janeiro: Jorge Zahar, 2001. p. 201.

Essas sensações descritas pelo atleta são sinais de que, entre outras coisas, o organismo está com dificuldade para obter a energia necessária para dar continuidade à prática da atividade física. Mas como ele poderia superar essa dificuldade?

Atualmente existem produtos que podem ser usados para ajudar a lidar com situações extremas como as vividas pelos esportistas. São os suplementos energéticos – produtos em forma de barra, gel ou líquido que podem ser consumidos antes, durante e/ou depois de atividades físicas de longa duração.

Por que esses suplementos proporcionam energia para os atletas? Você vai investigar isso a partir de agora.

Para começar, observe as embalagens dos produtos mostrados a seguir. A análise dessas embalagens ou rótulos pode lhe dar alguma dica. Por exemplo, repare que esses suplementos possuem grande quantidade de carboidratos em sua composição.

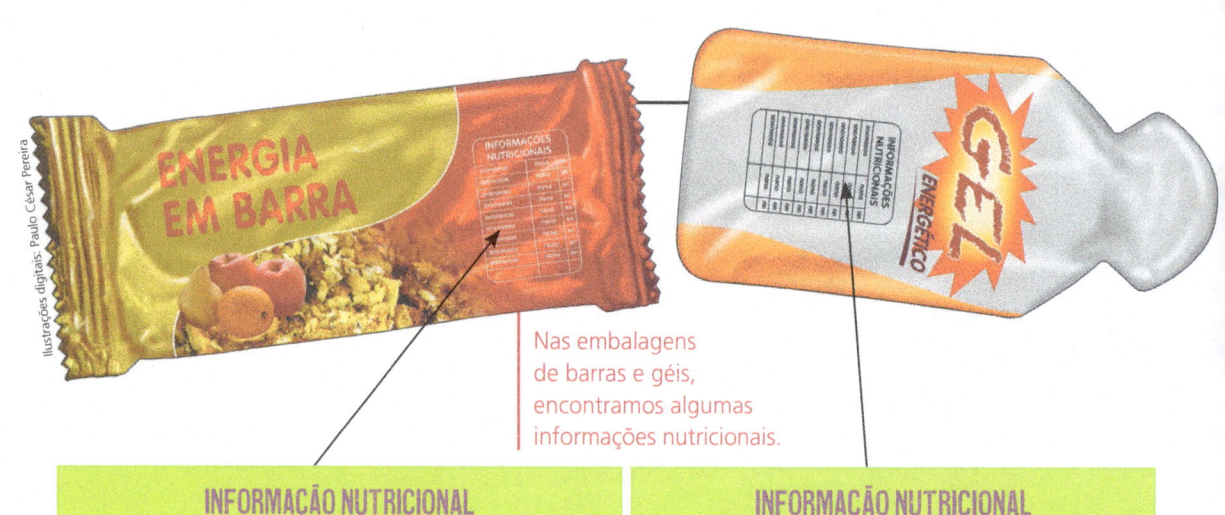

Ilustrações digitais: Paulo César Pereira

Nas embalagens de barras e géis, encontramos algumas informações nutricionais.

INFORMAÇÃO NUTRICIONAL

PORÇÃO DE 50 G (1 BARRA DE CEREAL)

QUANTIDADE POR PORÇÃO		%VD (*)
Valor energético	192 kcal ou 804 kJ	10%
Carboidratos	22 g	7%
Proteínas	16 g	21%
Gorduras totais	4,5 g	8%
Gorduras saturadas	3 g	14%
Gorduras trans	0 g	**
Fibra alimentar	0,8 g	3%
Sódio	48 mg	2%

*Valores diários de referência com base em uma dieta de 2000 kcal ou 8400 kJ. "Seus valores diários podem ser maiores ou menores dependendo de suas necessidades energéticas."
**Valor diário não estabelecido.

INFORMAÇÃO NUTRICIONAL

PORÇÃO DE 30 G (1 SACHÊ DE GEL)

QUANTIDADE POR PORÇÃO		%VD (*)
Valor energético	83 kcal ou 348 kJ	4%
Carboidratos	21 g	7%
Proteínas	0 g	0%
Gorduras totais	0 g	0%
Gorduras trans	0 g	**
Vitamina C	4,2 mg	9%
Vitamina E	0,90 mg	9%
Sódio	82 mg	3%

*Valores diários de referência com base em uma dieta de 2000 kcal ou 8400 kJ. "Seus valores diários podem ser maiores ou menores dependendo de suas necessidades energéticas."
**Valor diário não estabelecido.

Tabelas elaboradas pelos autores, 2013.

Os carboidratos – substâncias consideradas altamente energéticas – são encontrados em alimentos como milho, trigo, arroz etc.

Os carboidratos presentes nos suplementos energéticos são de um tipo especial: constituídos por moléculas pequenas e facilmente digeríveis. Um exemplo é a *maltodextrina*. Pouco tempo depois de entrar no trato digestivo, esse carboidrato é quebrado em moléculas de glicose. São essas moléculas que chegam a cada célula do corpo.

A glicose pode ser imediatamente utilizada pelas células do corpo para a produção de energia. É isso o que podemos perceber ao analisar o gráfico ao lado. Ele mostra a quantidade de glicose presente nas células musculares durante a atividade física.

No início da tomada das medidas, havia grande quantidade de glicose armazenada nas células musculares. Durante a realização da atividade física, essa quantidade foi diminuindo. Uma hora após o início dessa prática, restava pouca glicose nas células musculares. Ou seja, a glicose armazenada nos músculos é consumida, quase totalmente, em apenas uma hora de atividade física!

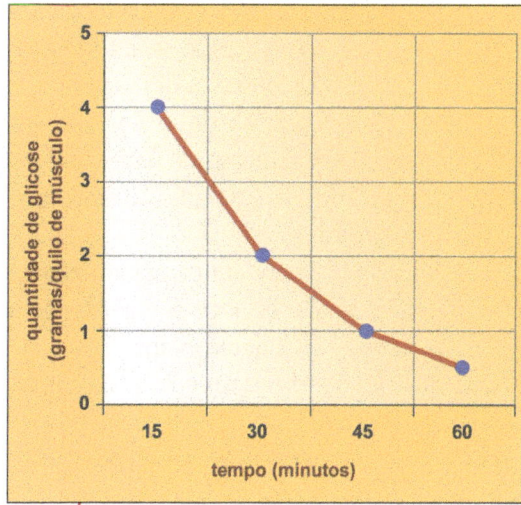

Fonte: YALOW; BERSON, 1960.

Quantidade de glicose presente nas células musculares durante a realização de uma atividade física por um período de aproximadamente uma hora.

Esse é um dos processos que acontecem nos músculos dos corredores de maratona. Após um tempo de corrida, em geral na segunda metade da prova, os músculos em atividade já consumiram grande parte da glicose neles armazenada.

E como o organismo "sinaliza" que o combustível está no fim? É simples... O corpo para de atender à vontade do atleta de continuar correndo e manifesta sinais de exaustão, como os descritos no início deste capítulo. É o que "força" o atleta a diminuir o ritmo ou, até mesmo, a desistir da prova.

Ou seja, podemos interpretar as sensações relacionadas à falta de "combustível" como um sinal de que o organismo deve "ingerir combustível" imediatamente.

Moléculas de maltodextrina

Molécula de glicose

Durante o processo de digestão, a maltodextrina, carboidrato frequentemente encontrado nos suplementos energéticos, é "quebrada" em unidades de glicose. No intestino delgado, essa glicose passa para o sangue.

Isso ilustra um pouco como é o funcionamento do nosso corpo. O corpo se autorregula. Por isso podemos dizer que usar um suplemento energético, numa situação de atividade física muito intensa, como é o caso de uma prova de maratona, é como ouvir e atender ao apelo que o corpo faz: "Abasteça-me!".

Porém, não basta ingerir carboidratos para ter combustível. Uma substância energética como a glicose precisa, de alguma maneira, sair do sistema digestório e chegar às células do corpo!

Você vai estudar isso a seguir. Aprenderá, então, um pouco mais sobre os mecanismos de autorregulação do corpo.

glicose para que suas células produzam energia. Ocorre algo muito intrigante com eles: o sangue fica rico em glicose, no entanto, ela não "consegue entrar" nas células!

E o que isso significa para nós, que estamos estudando "nosso corpo, nossa sociedade"? Significa que as pessoas com diabetes apresentam algum problema no "mecanismo" de entrada de glicose em suas células!

Até o início do século XX, muitos diabéticos morriam por causa de complicações decorrentes dessa doença. Por isso, foram incentivadas pesquisas cujos objetivos eram entender a causa do diabetes e produzir um método de tratamento eficiente.

Desvendando o mistério da glicose

Você conhece alguma pessoa que tenha DIABETES?

Os portadores de diabetes, mesmo ingerindo alimentos ricos em carboidratos, não dispõem de

DIABETES
Tire suas dúvidas sobre diabetes, seus tipos e sintomas.
http://www.portaldadiabetes.pt/index.php/pt/a-diabetes/o-doente-diabetico
Acesso em: 19 abr. 2013.

Você sabia?

Drogas e esporte

Você já sabe que os suplementos energéticos fornecem energia para o organismo. O uso desses produtos é legal e, mais do que isso, bastante incentivado em provas esportivas de longa duração.

Contudo, algumas drogas são consideradas ilegais no meio esportivo. Um exemplo são os esteroides anabolizantes.

Os anabolizantes promovem a melhora do desempenho dos atletas porque influem diretamente no corpo deles. Um desses efeitos, por exemplo, é o aumento da massa muscular.

Mas o uso dessas substâncias também pode causar graves problemas de saúde, tais como esterilidade, câncer de fígado, insuficiência renal e complicações cardíacas.

Mesmo sabendo dos possíveis efeitos colaterais, alguns atletas tomam anabolizantes, a fim de melhorar seu rendimento e se arriscam a serem pegos em exames que detectam o uso de

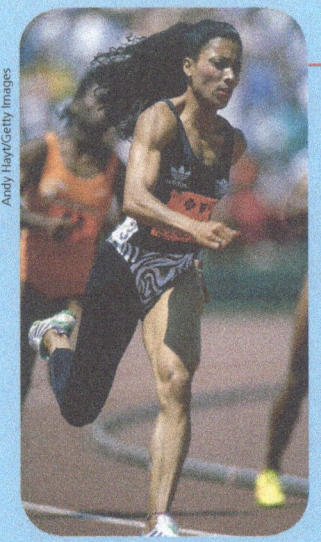

Andy Hayt/Getty Images

A velocista estadunidense Florence Griffith Joyner (1959-1998) brilhou nas Olimpíadas de Seul, em 1988. Aos 38 anos teve um ataque cardíaco fatal, provavelmente em consequência do uso de esteroides anabolizantes.

substâncias consideradas proibidas para a prática esportiva (os famosos exames *antidoping*).

Será que vale a pena correr tantos riscos de saúde com o uso de substâncias ilegais?

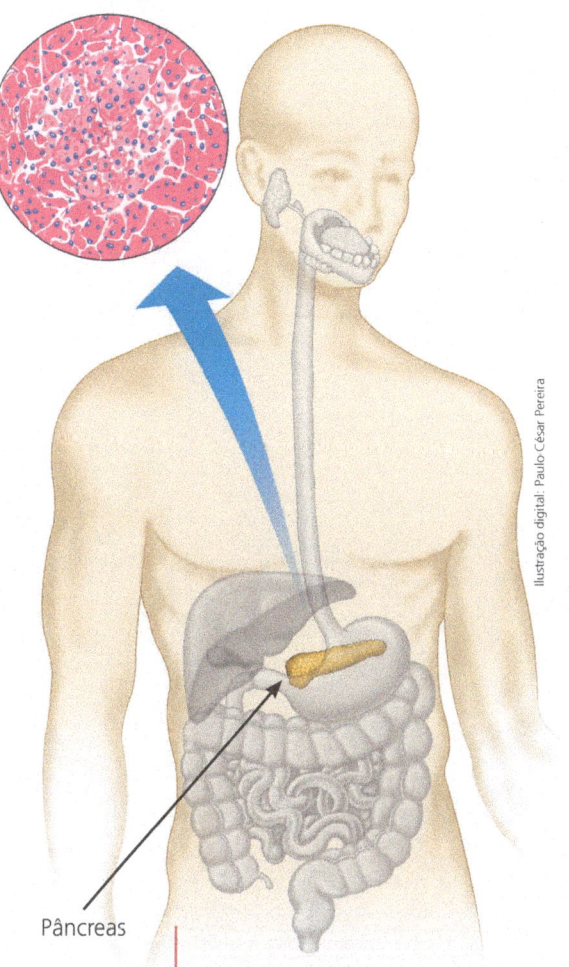

Foi nessa época que os cientistas suspeitaram que uma estrutura do corpo, o pâncreas, relacionava-se com a ocorrência do diabetes. E, para verificar essa ideia mais a fundo, utilizaram cachorros como "objeto" de estudo. Sabe como eles fizeram?

A ideia dos cientistas foi relativamente simples – apesar de muito discutível, em razão do uso de animais para experimentos científicos: eles retiraram o pâncreas de alguns animais e observaram o que acontecia. Constataram que nos animais sem pâncreas apareciam sintomas muito severos de diabetes. Concluíram, portanto, que de fato existia uma relação direta entre o pâncreas e o diabetes.

Os cientistas canadenses Frederick Banting (1891-1941), à direita, e Charles Best (1899-1978) utilizaram o cachorro mostrado na foto em experimentos que culminaram no isolamento da insulina, em 1921. Banting recebeu o Nobel de Medicina de 1923.

Ilhotas de Langerhans

Pâncreas

Observe a localização do pâncreas, em destaque, e uma imagem microscópica das ilhotas de Langerhans.

Mas isso foi apenas o início do entendimento sobre as causas dessa doença. Ainda havia muito a ser investigado. Por exemplo, qual seria o real papel do pâncreas na manifestação do diabetes?

Cogitou-se, a princípio, que alguma substância produzida pelo pâncreas deveria desempenhar um papel importante para a entrada da glicose nas células. E os sintomas do diabetes apareceriam justamente quando essa "desconhecida" substância pancreática não fosse produzida da maneira correta.

Partindo dessa hipótese, os cientistas concentraram-se na tentativa de isolar a "misteriosa substância" – mesmo sem ter certeza de que ela, de fato, existia.

Nessa busca, um experimento decisivo – no qual também se utilizaram cachorros como "objeto" de estudo – merece ser lembrado. Seus protagonistas são mostrados na foto acima. Basicamente, os pesquisadores extraíram de alguns cachorros as células de uma região do pâncreas conhecida pelo nome de **ILHOTAS DE LANGERHANS** (veja na figura ao lado). Depois, extratos dessas células pan-

ILHOTAS DE LANGERHANS
Transplante de ilhotas de Langerhans – Fundação Pró-Renal
http://www.pro-renal.org.br/diabete_01.php
Acesso em: 28 jun. 2013.

creáticas foram injetados em outros cachorros, cujos pâncreas haviam sido removidos.

E você sabe o resultado dessa experiência?

Os cientistas verificaram que os animais sem pâncreas se recuperaram rapidamente do diabetes. Portanto, de fato deveria existir alguma substância importante no extrato das células das ilhotas de Langerhans. E essa seria a misteriosa substância responsável pela entrada da glicose no interior das células!

O trabalho de purificação de substâncias, a partir do extrato de células das ilhotas de Langerhans, resultou no isolamento da insulina – da qual você já deve ter ouvido falar. Hoje, pessoas com diabetes a utilizam para contornar os efeitos indesejados da doença.

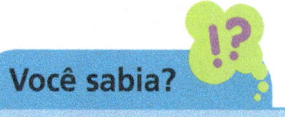

Você sabia?

Utilização de animais como cobaias em experimentos científicos

Como vimos, os experimentos científicos que culminaram no isolamento da insulina utilizaram cachorros. Além disso, até a década de 1980, a insulina injetada diariamente em pessoas diabéticas costumava ser obtida a partir de extratos de pâncreas de porcos.

Essas informações sugerem questionamentos: qual é a importância do uso de animais em experimentos científicos? Será que temos o direito de utilizá-los?

Não sabemos qual é a sua opinião sobre a utilização de animais em experimentos. No entanto, em uma pesquisa de 1999, com cidadãos do Reino Unido, quando perguntados diretamente se eram a favor ou contra o uso de animais em experimentos científicos, mostraram-se significativamente contrários a essa prática (64%). Apenas 24% se manifestaram a favor do uso de animais. Os 12% restantes não se posicionaram sobre o assunto.

Mas, quando a pergunta era precedida por uma explicação do tipo: "Alguns cientistas estão desenvolvendo e testando novas drogas para reduzir a dor, ou desenvolvendo novos tratamentos para doenças como leucemia e Aids, eles acreditam que, utilizando animais nesses experimentos, as conclusões e os resultados seriam muito mais rápidos". Nessas condições, 45% dos entrevistados concordaram com o uso de animais em experimentos científicos, ao passo que 41% rejeitaram completamente a prática. Os 14% restantes não se posicionaram sobre o assunto.

Além disso, a pesquisa revelou que as pessoas analisam o custo-benefício do experimento para decidir se tal uso é justificado ou não. O objetivo do experimento e o sofrimento do animal são os fatores mais considerados.

Por exemplo, nas situações em que os animais devem sentir dor ou morrer durante a pesquisa, somente foi justificado o seu uso em experimentos que ajudassem a desenvolver drogas para combater doenças muito graves, como a leucemia em crianças e a Aids.

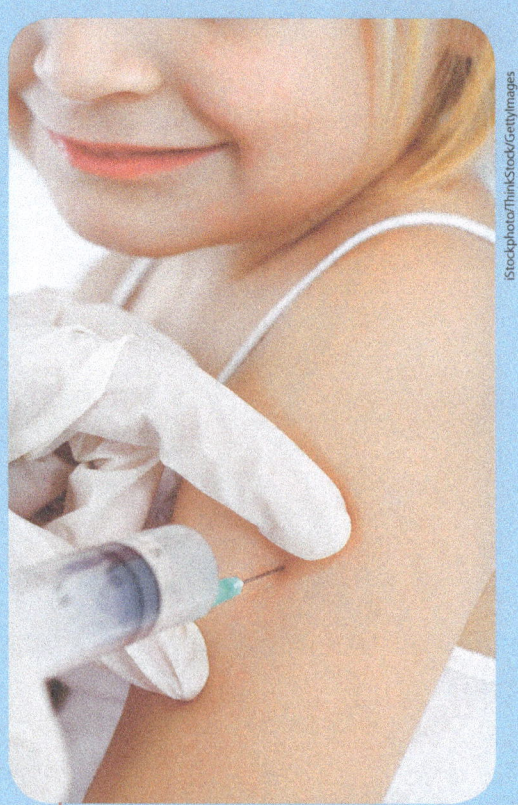

iStockphoto/ThinkStock/GettyImages

Vários produtos da indústria farmacêutica, como vacinas, foram desenvolvidos no passado graças ao uso de animais em experimentos científicos.

Fonte: RANDLE, COORE, 1964. p.70.

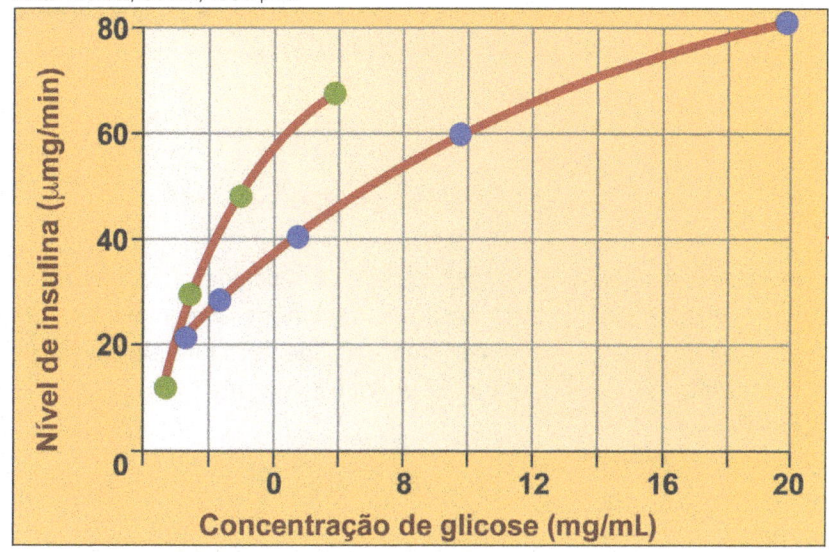

Efeito de diferentes concentrações de glicose na liberação de insulina pelos pâncreas de coelhos *in vitro*.

Insulina: um hormônio

Considerando que o corpo se "autorregula", resta uma questão a ser respondida para desvendarmos o mistério da absorção de glicose pelo organismo: o que faz o pâncreas começar a produzir e a liberar insulina no sangue?

Alguns dados podem nos ajudar a desvendar esse mistério... Analise o gráfico acima e veja como as concentrações de glicose e de insulina variam: com mais glicose, mais insulina é liberada pelo pâncreas. É isso que ocorre em nosso dia a dia.

Antes de uma refeição, a concentração de glicose e de insulina no sangue de uma pessoa é baixa (glicose ao redor de 80 mg/100 mL e insu-

lina a 20 µU/mL). Logo após a ingestão de 100 g de glicose, sua concentração aumenta bastante (após meia hora, ao redor de 130 mg/100 mL). E a concentração de insulina? Ela aumenta também (insulina ao redor de 143 µU/mL)! Se medirmos a concentração de glicose no sangue depois de uma ou duas horas, verificaremos que o valor dessa concentração já retornou a seu patamar normal.

O que esse dados indicam? Eles sugerem que é a própria concentração de glicose no sangue que "controla" a liberação de insulina pelo pâncreas!

Quando a concentração de glicose no sangue aumenta, o pâncreas começa a liberar insulina. Então, esta promove a absorção da glicose pelas células. Como consequência, a concentração de glicose no sangue diminui. E a queda da concentração de glicose no sangue, por sua vez, promove também a diminuição de liberação de insulina pelo pâncreas. Portanto, é um perfeito sistema de autorregulação!

Mas, não é só isso...

Quando ocorre uma queda de energia no organismo, outra substância é liberada pelo pâncreas no sangue, o glucagon, que aumenta a disponibilidade de glicose para as células ou para o sangue.

Em síntese, a insulina e o glucagon são substâncias produzidas pelo pâncreas e transportadas pelo sangue. Eles atuam em dife-

David Hay Jones/SPL/LatinStock

Hoje em dia, os valores da concentração de glicose no sangue podem ser obtidos rapidamente. Para isso podem ser utilizados *kits* de testes domésticos.

rentes regiões do corpo a fim de manter um balanço adequado da concentração de glicose no sangue. Poderíamos, portanto, dizer que insulina e glucagon são alguns dos "atores" responsáveis pela manutenção de nosso equilíbrio interno.

Entretanto, existem ainda muitos outros "atores" no corpo que, como a insulina e o glucagon, são produzidos em uma dada região – em geral em pequenas quantidades – e que atuam em outras, notadamente por mecanismos de autorregulação. São os *HORMÔNIOS*.

De forma abrangente, os hormônios podem exercer um papel muito importante no "equilíbrio interno", como você acabou de aprender com relação aos dois hormônios pancreáticos que estudamos.

A seguir vamos explorar um pouco mais o funcionamento do nosso organismo durante

HORMÔNIOS
Principais hormônios humanos – Anatomia e Fisiologia Humanas
http://www.afh.bio.br/endocrino/endocrino2.asp
Acesso em: 19 abr. 2013.

a atividade física e conhecer outras "personagens" responsáveis por manter nosso organismo em equilíbrio.

O corpo em ação

Você já deve ter reparado que as frequências cardíaca e respiratória aumentam quando fazemos uma atividade física intensa. Mas já se perguntou por que isso ocorre?

Fonte: Elaborada pelos autores.

	REPOUSO	ATIVIDADE FÍSICA INTENSA
Frequência respiratória (movimentos/minuto)	15	35
Frequência cardíaca (batimentos/minuto)	72	135

Frequências respiratória e cardíaca de um adulto em diferentes situações. Repare que, quando realizamos atividades físicas intensas, as frequências da respiração e dos batimentos cardíacos mudam.

Trata-se, mais uma vez, de um sistema de autorregulação impressionante! As células em

OBESIDADE É UM DOS PRINCIPAIS FATORES DE RISCO PARA O DIABETES

Uma pesquisa de 2005, no Reino Unido, sugere que estar acima do peso durante a vida adulta é um dos principais fatores de risco para o diabetes tipo II, doença em que as células do corpo ficam menos sensíveis à ação da insulina. A pessoa com diabetes tipo II deve ter uma dieta controlada e monitorar constantemente o nível de glicose no sangue.

Veja como foi feita essa pesquisa. Todas as crianças nascidas em uma mesma cidade, entre maio e junho de 1947, foram acompanhadas continuamente até a idade de 15 anos. Quando os participantes chegaram à idade de 50 anos, 412 adultos retornaram ao exame de acompanhamento. Nesse exame foram tomadas medidas de gordura corporal e feitos testes para verificar

a secreção e a resistência à insulina. Além disso, os participantes responderam a questionários sobre sua dieta, atividades físicas e hábitos (como fumar e/ou ingerir bebidas alcoólicas).

De um lado, os resultados da pesquisa indicaram que não havia relação entre o peso do indivíduo ao nascer, ou entre o crescimento durante a infância, com a manifestação do diabetes aos 50 anos. De outro lado, o estilo de vida e a quantidade de gordura corporal foram altamente correlacionados com a insensibilidade das células à insulina.

Portanto, segundo esse estudo, manter um peso saudável durante a vida adulta é essencial para evitar o diabetes tipo II.

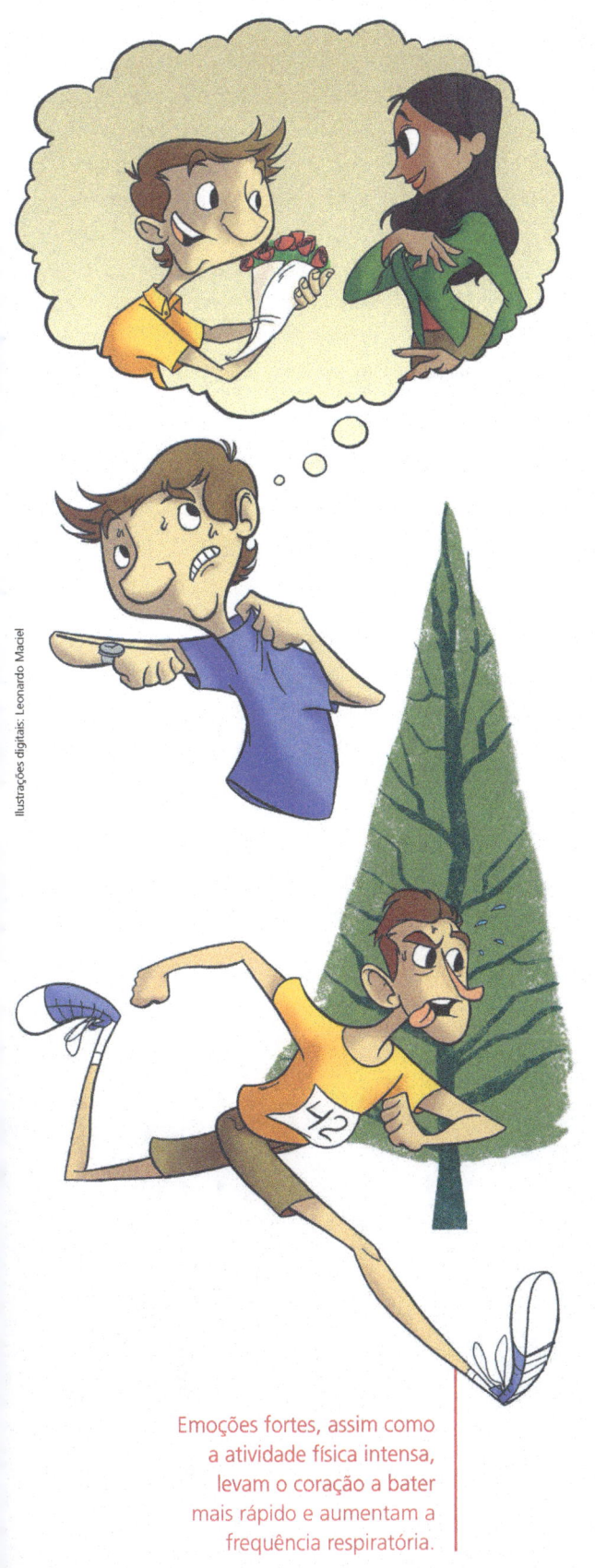

Ilustrações digitais: Leonardo Maciel

atividade intensa consomem mais oxigênio e o aumento dos ritmos cardíaco e respiratório possibilitam que maior quantidade de oxigênio chegue até elas.

Como é regulado esse aumento da atividade do coração e dos pulmões, associado à intensa atividade física?

Nesse caso, parte da resposta está nos nervos! "Quem" regula o aumento da atividade do coração e dos pulmões no nosso organismo é o sistema nervoso simpático.

Vamos conhecer melhor como esse sistema regula o ritmo de funcionamento do coração e dos pulmões?

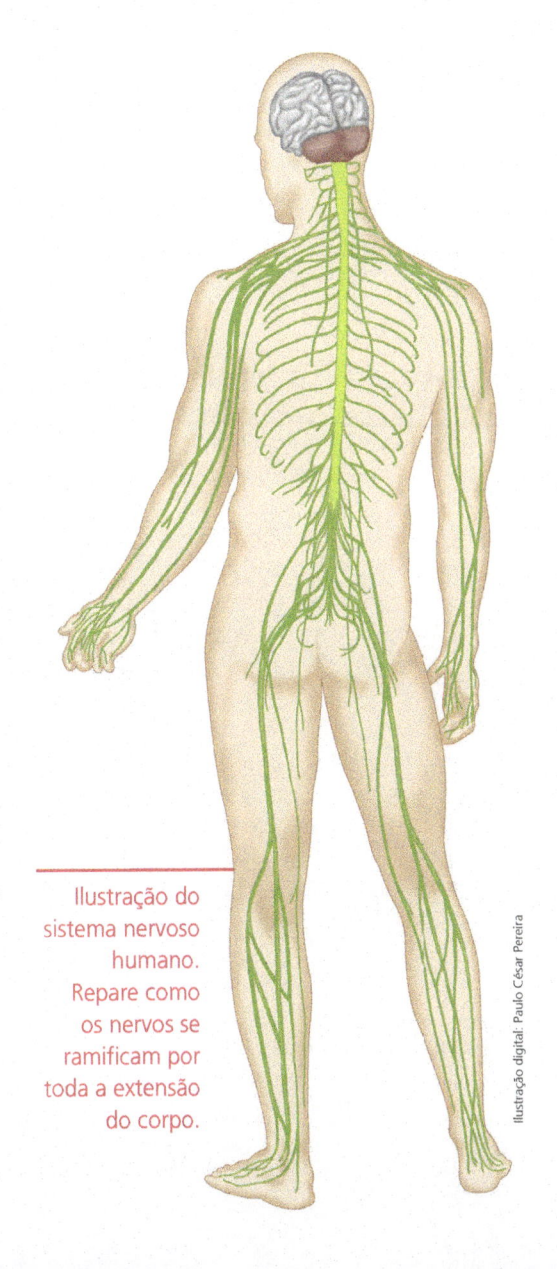

Emoções fortes, assim como a atividade física intensa, levam o coração a bater mais rápido e aumentam a frequência respiratória.

Ilustração do sistema nervoso humano. Repare como os nervos se ramificam por toda a extensão do corpo.

Ilustração digital: Paulo César Pereira

Quando iniciamos um exercício físico, levamos um susto ou sentimos emoções fortes, nosso organismo "envia sinais" aos centros encefálicos relacionados ao sistema nervoso simpático.

Isso desencadeia uma resposta rápida: fibras nervosas, partindo desses centros, promovem a liberação de uma substância chamada **ADRENALINA** diretamente em vários órgãos do nosso corpo – como o coração e os pulmões.

> ### ADRENALINA
> Atuação da adrenalina no corpo humano – Portal do Professor (animação)
> **Visão geral**
> http://portaldoprofessor.mec.gov.br/storage/recursos/10245/adrenalina.swf
> **Adrenalina no tecido adiposo**
> http://portaldoprofessor.mec.gov.br/storage/recursos/10247/adrenalina_adiposo.swf
> Acesso em: 19 abr. 2013.

Outra resposta, mais global, decorre da liberação de adrenalina por estruturas que ficam logo acima dos rins, chamadas glândulas suprarrenais. Nesse caso, a adrenalina é liberada pelas suprarrenais no sangue e, então, atua em diversos órgãos.

Durante a atividade física intensa, a liberação de grande quantidade de adrenalina promove o aumento das frequências cardíaca e respiratória, da força muscular, da atividade mental e da concentração de glicose disponível para as células musculares.

Todas essas alterações do funcionamento do organismo favorecem um melhor desempenho durante o exercício físico.

Isso quer dizer que o nosso organismo é capaz de alterar seu estado de equilíbrio de acordo com a situação que está enfrentando.

Assim, existem também "mecanismos" capazes de fazer nosso organismo retornar ao seu funcionamento normal na situação de repouso.

REGULAÇÃO E CONTROLE DA TEMPERATURA INTERNA DO CORPO

Você já deve ter utilizado um termômetro para medir sua temperatura corporal. Em geral, ela está sempre próxima aos 36,5 °C / 37 °C. Com exceção de quando temos febre (uma situação em que a temperatura passa dos 37 °C), nossa temperatura não se altera significativamente, nem em dias muito quentes, nem em muito frios. Como nosso organismo ajusta a temperatura interna?

Esse é outro processo de equilíbrio interno governado pelos sistemas nervoso simpático e parassimpático.

Quando nos exercitamos muito, ou em dias de muito calor, a temperatura do corpo tende a se elevar. Uma região do cérebro chamada hipotálamo "percebe" essa elevação de temperatura e estimula os nervos do sistema simpático. Os efeitos dessa estimulação são diversos: maior liberação de suor pelas glândulas sudoríparas e dilatação dos vasos sanguíneos da superfície da pele, por exemplo. Tudo isso contribui para o mesmo resultado: refrescar o corpo.

Já quando a temperatura corporal cai, o hipotálamo estimula os nervos do sistema parassimpático. Desta vez, os efeitos são a constrição dos vasos

sanguíneos da superfície do corpo, o eriçamento dos pelos corporais e a tremedeira. Essas ações desencadeiam o aumento da temperatura corporal.

Este é mais um exemplo de como, pela atuação antagônica dos sistemas nervoso simpático e parassimpático, nosso estado de equilíbrio interno se mantém.

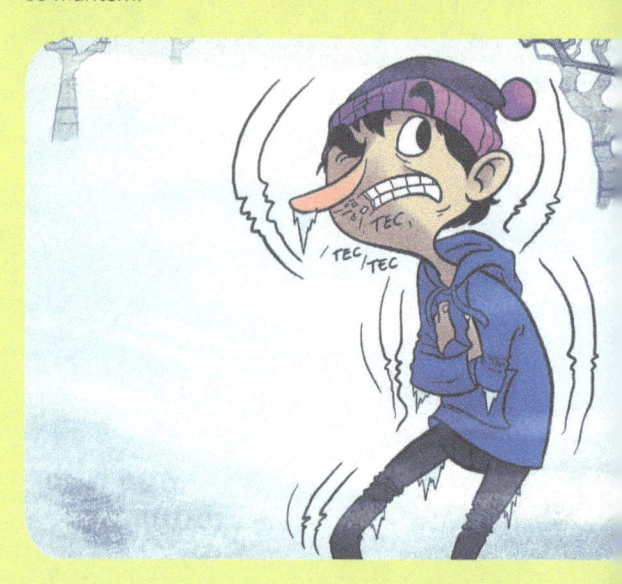

Essa é uma função que cabe ao sistema nervoso parassimpático.

Os nervos do sistema parassimpático funcionam como um "freio" para o organismo. Eles estimulam o funcionamento do estômago e do intestino e fazem o coração e o pulmão retornarem ao ritmo de repouso. De maneira geral, os nervos dos sistemas simpático e parassimpático atuam de forma antagônica. E nenhum dos dois pode superar o outro por muito tempo, sob o risco de o organismo sair de seu estado de equilíbrio.

Autorregulação: o segredo para o equilíbrio interno

Neste capítulo aprendemos alguns dos "mecanismos" que mantêm o estado de equilíbrio interno, também chamado de homeostase, no nosso organismo.

Vimos que algumas substâncias – a insulina e a adrenalina, por exemplo – atuam nas mais diversas regiões do corpo e contribuem para o funcionamento coordenado do organismo. Vimos também que os nervos têm um papel importante nos mecanismos de autorregulação e preservação do equilíbrio interno.

E é desse modo que o corpo funciona. Não somos um "bando" de centenas de milhões de células isoladas. Dentro de nós, tudo está em interação. Assim, o equilíbrio interno se mantém.

Mas é intrigante constatar que entender isso não significa entender absolutamente tudo sobre o nosso corpo. Afinal de contas, transformamo-nos à medida que o tempo passa! Por que será que isso ocorre? Por que crianças viram adolescentes que, por sua vez, envelhecem com o passar do tempo?

Esses são os assuntos que exploraremos a seguir.

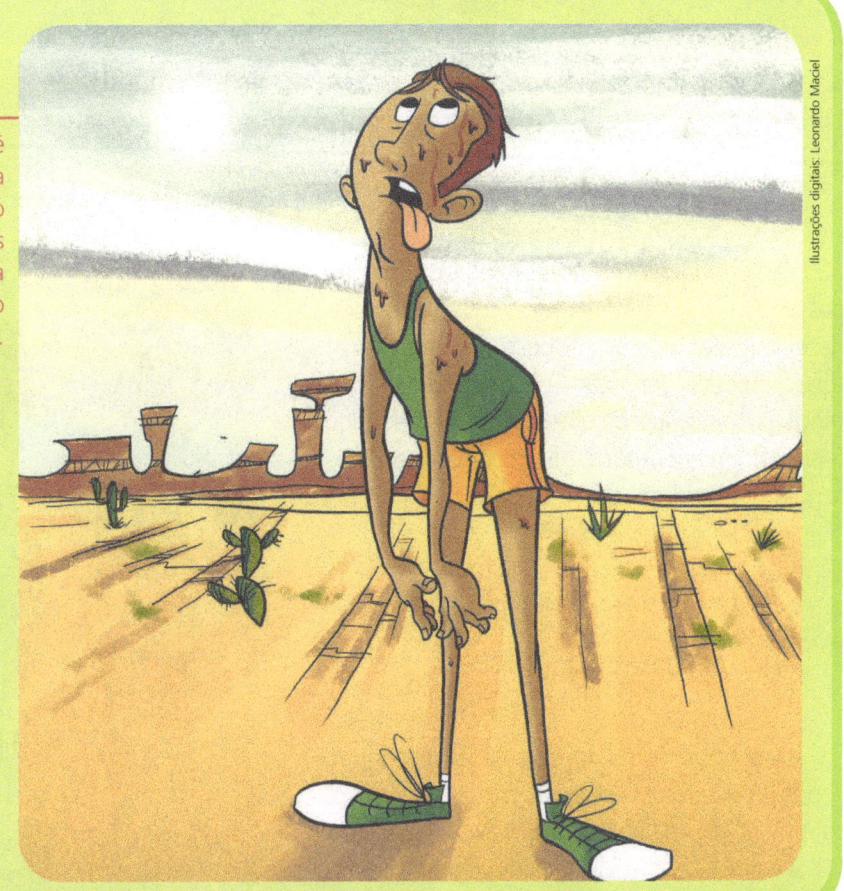

O suor é resultado da estimulação dos nervos do sistema simpático pelo hipotálamo.

Uma pessoa treme e fica arrepiada porque o hipotálamo estimula os nervos do sistema parassimpático.

Ilustrações digitais: Leonardo Maciel

COM O PASSAR DO TEMPO...

3

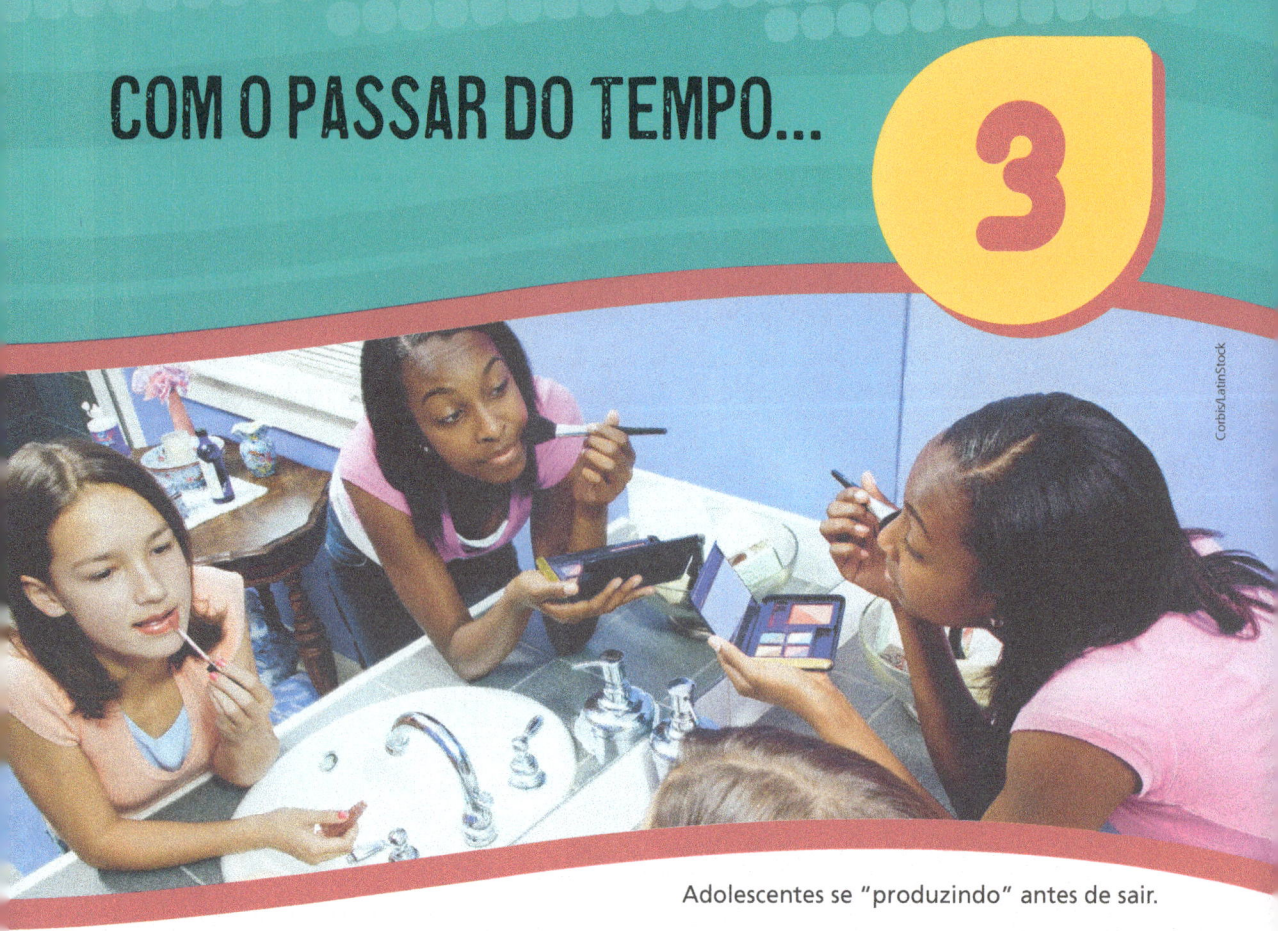

Corbis/LatinStock

Adolescentes se "produzindo" antes de sair.

AS MENINAS VÃO SAIR E MUITAS VEZES TÊM DÚVIDAS SOBRE COMO DEVEM SE VESTIR. MAIS DO QUE ISSO, ELAS TÊM INSEGURANÇAS SOBRE A PRÓPRIA APARÊNCIA.

O período pelo qual essas garotas estão passando é a *ADOLESCÊNCIA*. Nessa fase do desenvolvimento, o sexo oposto pode provocar fortes emoções: atração, curiosidade, insegurança. Em um piscar de olhos, sentimos o sangue ferver, ficamos eufóricos. E, no piscar de olhos seguinte, ficamos cheios de dúvidas.

> **ADOLESCÊNCIA**
> Vivendo a Adolescência – *site* especializado
> http://www.adolescencia.org.br
> Acesso em: 19 abr. 2013.

Não há, porém, do que se envergonhar. Todos já passaram, passam ou passarão por isso: seus avós, seus pais, você e, possivelmente, seus filhos e netos. A adolescência é um dos momentos mais marcantes do nosso desenvolvimento.

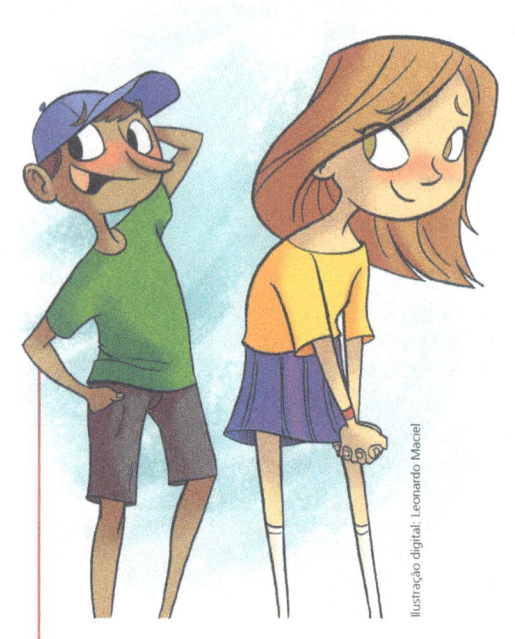

Ilustração digital: Leonardo Maciel

Na adolescência, o interesse pelo sexo oposto é uma novidade. Isso pode gerar constrangimento e insegurança em certas situações.

E o desenvolvimento do ser humano – este conjunto de transformações que ocorrem conosco com o passar do tempo – é o que você estudará neste capítulo.

A mulher e o homem

Ela não é mais menina. Mas ainda não é uma mulher. Durante a passagem da infância para a adolescência, no período chamado de puberdade, começam a ocorrer grandes transformações em nosso corpo.

Nas meninas, ocorre o desenvolvimento dos seios e o formato do corpo torna-se mais feminino. Os pelos surgem nas axilas e no púbis. Tem início a menstruação.

Essas mudanças são provocadas pela ação de determinadas substâncias: os estrogênios, que são hormônios sexuais. Eles são produzidos, sobretudo, nos ovários.

Através da corrente sanguínea, os estrogênios chegam a diferentes locais do corpo, mas agem somente em pontos bem específicos. Eles promovem, por exemplo, o amadurecimento das estruturas do sistema reprodutor feminino (tubas uterinas, útero, vagina e genitália externa). Também promovem o aumento e o desenvolvimento das mamas, estimulam o crescimento ósseo e a deposição de gordura sob a pele. Este último processo ocorre de maneira diferenciada pelo corpo: é mais acentuado nas coxas e nádegas.

Já nos meninos, durante a passagem da infância para a adolescência, o pênis se desen-

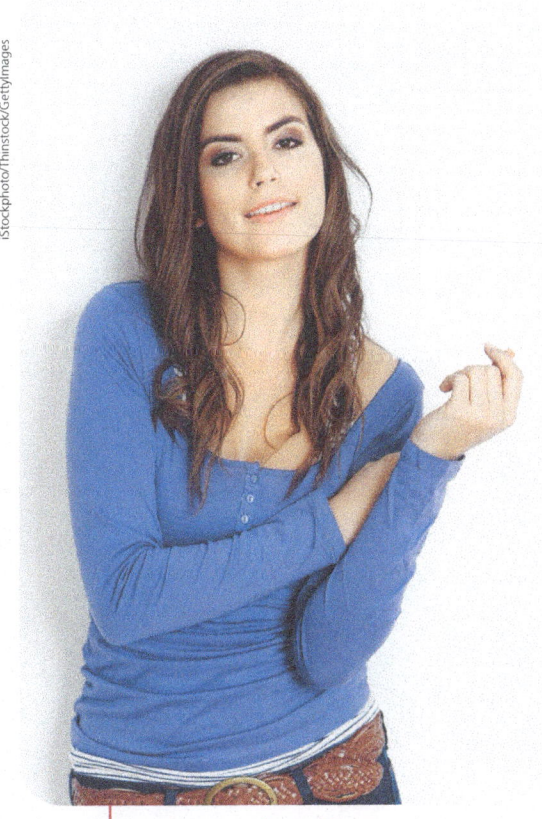

Esta jovem pode atrair a atenção. Seu corpo tem curvas, seus seios são bem delineados, seu sorriso e seu olhar são cativantes. Muitos desses traços começaram a se pronunciar durante a puberdade.

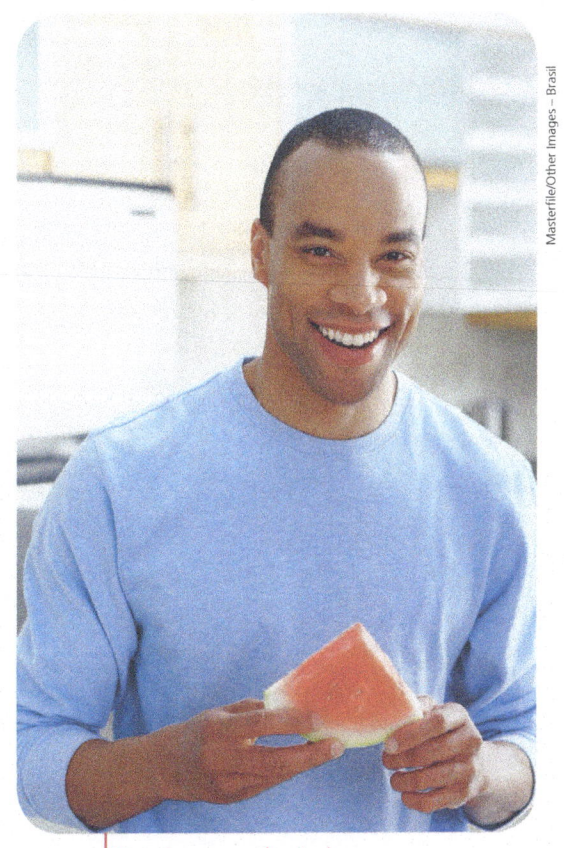

Este jovem pode atrair a atenção. Ele tem um corpo musculoso, é alto, tem sorriso alegre e olhar sedutor. Muitos desses traços começaram surgir durante a puberdade.

iStockphoto/Thinstock/GettyImages

Masterfile/Other Images – Brasil

volve, assim como os músculos, o corpo torna-se mais robusto, os pelos pubianos surgem, a barba aparece e a voz engrossa.

Todas essas mudanças estão relacionadas à ação de uma substância chamada testosterona, produzida nos testículos. A testosterona é considerada o hormônio sexual masculino.

A testosterona age em diferentes locais do corpo. No rosto, por exemplo, estimula o desenvolvimento da barba. No próprio testículo, onde é produzida, estimula o desenvolvimento dos espermatozoides.

Pais e professores já sabem muito bem que meninos e meninas são diferentes. Mas o curioso é que, com a chegada da adolescência, essas diferenças tornam-se mais evidentes. Em associação com as mudanças físicas, vêm o interesse pelas "coisas de gente grande" e os comportamentos tão característicos dos jovens. A imagem do próprio corpo assume grande importância, e desenvolve-se o interesse sexual.

Tantas transformações em tão pouco tempo podem gerar dúvidas e insegurança. Isso pode explicar por que adolescentes querem parecer outra pessoa, alguém que não são. Afinal, diante das dúvidas, o corpo de alguém admirado ou as atitudes de alguém idolatrado transformam-se em modelos a serem imitados.

Os "maestros" do desenvolvimento

Até aqui você viu que muitas mudanças ocorridas durante a puberdade são desencadeadas pela ação de hormônios sexuais. Mas por que esses hormônios começam a atuar somente no final da infância? Por que não atuam antes desse período?

Talvez a resposta não esteja na ponta da sua língua, e sim em outro local do corpo! Bem próximo dos seus dentes está um dos "maestros" do nosso desenvolvimento: trata-se de uma glândula chamada pituitária, ou hipófise. É uma estrutura muito pequena, que tem aproximadamente o tamanho de uma ervilha. A pituitária fica "abrigada" em uma cavidade abaixo do cérebro, bem acima do céu da boca.

Essa glândula relaciona-se de diversas maneiras com o nosso desenvolvimento. Ela está por trás do crescimento na infância, assim como do "comando" da liberação dos hormônios sexuais, na passagem da infância para a adolescência.

No entanto, a pituitária não age sozinha. Sua ação é coordenada pelo hipotálamo, uma parte do nosso encéfalo que se liga diretamente a ela. Você aprenderá, a partir de agora, mais detalhes sobre tudo isso.

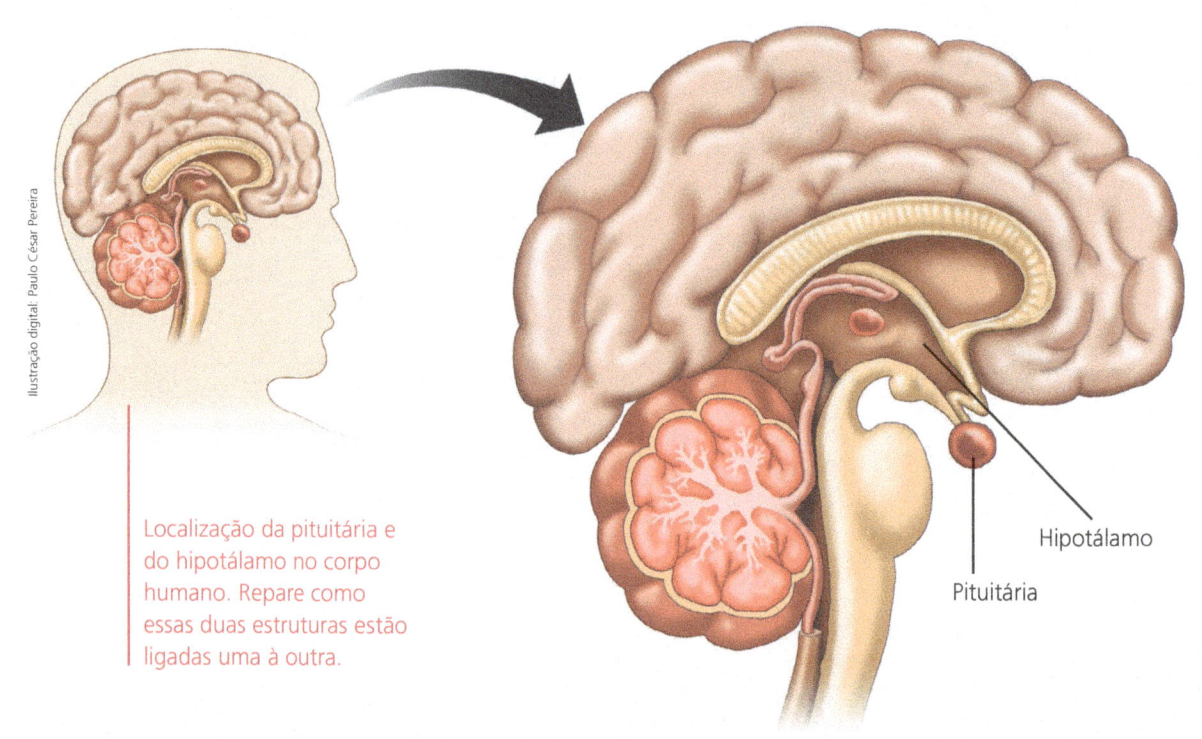

Ilustração digital: Paulo César Pereira

Localização da pituitária e do hipotálamo no corpo humano. Repare como essas duas estruturas estão ligadas uma à outra.

Hipotálamo

Pituitária

A pituitária e o crescimento

Quando criança, nosso esqueleto não está totalmente formado. Você pode ver isso muito bem na imagem ao lado. Nas crianças, há um grande espaço cheio de cartilagem entre os ossos.

Durante os primeiros anos de vida, nossos ossos "esticam" muito. Estamos crescendo. Depois de alguns anos, os ossos param de crescer, quando então atingimos a altura de adultos.

Veja como um osso cresce: primeiro, as células da cartilagem e dos ossos se reproduzem. Depois, o espaço existente entre elas é ocupado por uma "matriz" (uma espécie de "recheio"), secretada pelas células. Finalmente, nessa "matriz" ocorre a calcificação, que nada mais é do que a deposição de cálcio, que torna os ossos estruturas rígidas.

Mas por que os ossos e outras partes do nosso corpo crescem? Por que isso acontece, sobretudo em um dado momento do desenvolvimento?

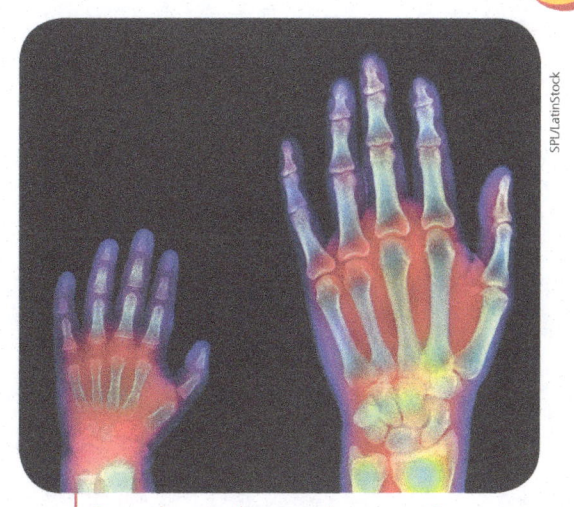

SPL/LatinStock

Ossos da mão de uma criança com 3 anos e de um adulto com 20 anos. No adulto, as extremidades dos ossos estão todas muito próximas. Isso não acontece na criança, que possui cartilagem no espaço entre os ossos.

A resposta a essas perguntas está na pituitária! Ela é responsável por liberar a somatotrofina – uma substância que promove o crescimento de quase todos os tecidos do nosso corpo.

CRESCIMENTO: NO BRASIL E NO MUNDO

A análise das curvas de crescimento de meninos e meninas permite constatar muitas coisas interessantes.

A partir dos 10 anos de idade, meninos e meninas apresentam alturas diferentes. Por volta dos 11-12 anos, as meninas são mais altas do que os meninos dessa mesma idade. Dois anos mais tarde se dá o inverso: aos 13-14 anos, os meninos tendem a ser mais altos.

Além disso, os dados de jovens brasileiros são comparáveis e, em alguns casos, ligeiramente superiores aos dados de referência da Organização Mundial de Saúde. Esse quadro era diferente algumas décadas atrás e, certamente, pode ser visto como uma boa notícia.

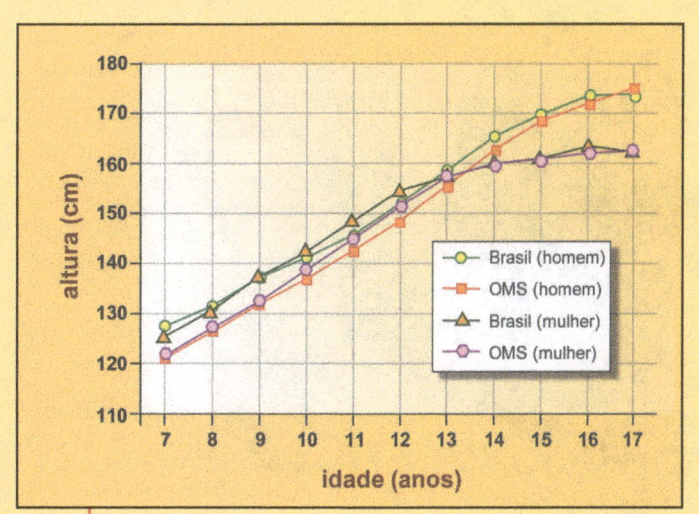

Fonte: Silva et al, 2010.

Curvas de crescimento de acordo com a altura de meninos e meninas no Brasil e segundo o padrão de referência internacional da Organização Mundial de Saúde (OMS).

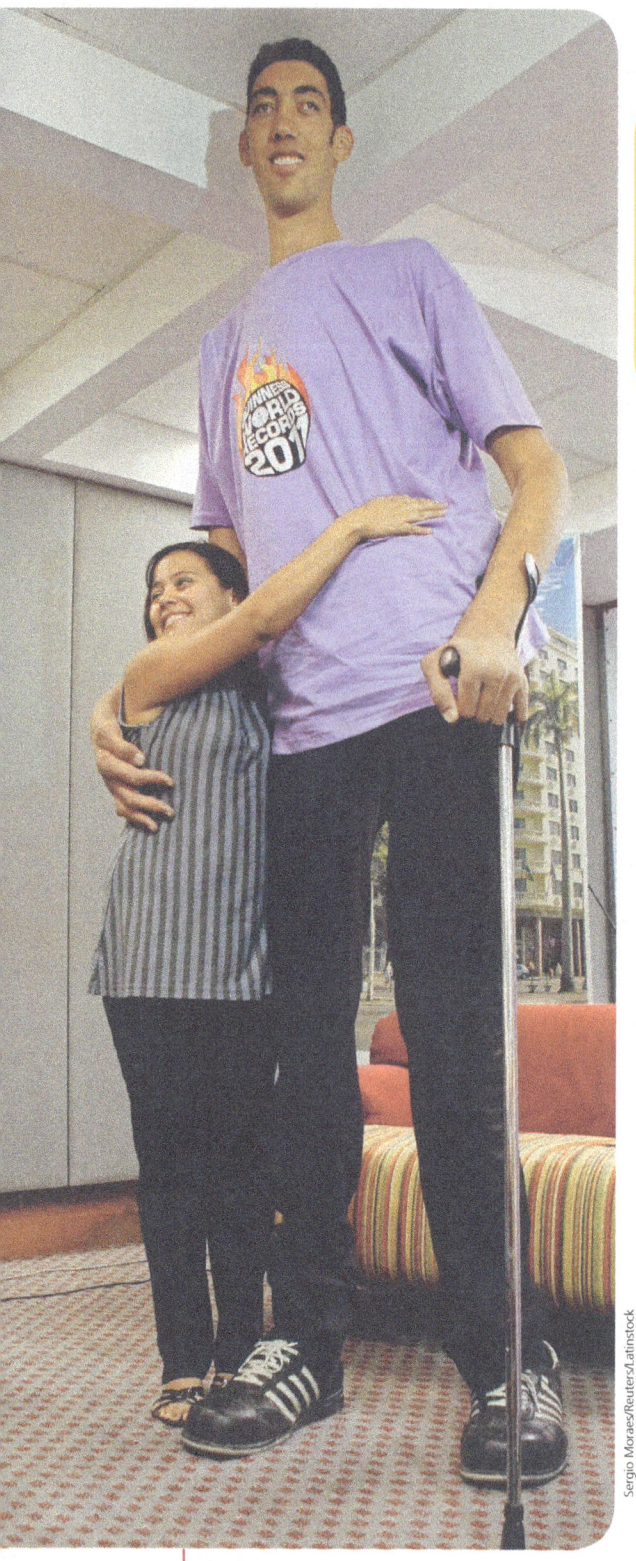

Aqui vemos um caso de gigantismo pituitário. Problemas na quantidade de somatotrofina levam a alterações no crescimento.

Sergio Moraes/Reuters/Latinstock

A somatotrofina é considerada o hormônio do **CRESCIMENTO**. Trata-se de uma substância que estimula processos relacionados ao crescimento, tais como o aumento da produção de substâncias pelas células, das divisões celulares e do tamanho das células. Portanto, é a somatotrofina que promove o crescimento generalizado do corpo.

CRESCIMENTO

"Que estatura terá meu filho?" – Revista *Veja*
http://veja.abril.com.br/especiais_online/
crescimento-saudavel/tamanho-filho.shtml
Acesso em: 19 abr. 2013.

A ação da somatotrofina, em muitas partes do corpo, é direta. Mas curiosamente, no caso dos ossos, sua ação é indireta. No fígado, com a somatotrofina, são produzidas várias substâncias chamadas somatomedinas. São estas, e não o próprio hormônio de crescimento, que atuam diretamente nos ossos, promovendo o crescimento deles.

Se você entendeu muito bem tudo isso, então agora já pode encarar um caso médico. Preparado?

Algumas pessoas produzem grande quantidade do hormônio de crescimento. Contudo, o oposto também acontece: há pessoas que apresentam deficiência na produção desse hormônio. Você consegue imaginar o que ocorre com elas durante o desenvolvimento?

O excesso de hormônio de crescimento durante a infância leva ao gigantismo pituitário. Nesse caso, os ossos e as outras partes do corpo crescem demasiadamente.

A situação oposta recebe o nome de nanismo pituitário: as pessoas produzem pouco hormônio de crescimento e, por isso, crescem pouco.

O crescimento do nosso corpo é influenciado por vários fatores. Alguns deles são a constituição genética do indivíduo, a sua nutrição e, como vimos aqui, a ação do hormônio de crescimento. Gigantismo e nanismo pituitário podem ser encarados como evidências da ação desse hormônio. Em virtude da falta ou do excesso de somatotrofina, dá-se um desenvolvimento fora do normal.

Mas, além de crescermos, durante o desenvolvimento acontecem outras transformações no corpo.

Quem diz:
"Chegou o final da infância!"?

Como você viu no início deste capítulo, além do crescimento em altura, várias mudanças ocorrem no corpo durante a puberdade.

A pituitária tem um papel importante nessas mudanças, pois, como falamos anteriormente, também é ela que promove um aumento na produção de hormônios sexuais.

Mas… espere aí! Nós não aprendemos que os hormônios sexuais são produzidos nos testículos dos meninos e, nas meninas, sobretudo nos ovários? Então, se eles são produzidos nessas estruturas, que estão muito longe da pituitária, como é que "a pituitária *promove um aumento na produção de hormônios sexuais*"?

Para entender isso, temos de considerar que a pituitária não age sozinha: ela "conversa" com outras estruturas do corpo, mesmo as que estão situadas "longe" dela. Existem "mensageiros"

muito específicos, enviados pela pituitária, que levam informações para o sangue. Eles passam pelo corpo todo, no entanto agem somente nos ovários (mulheres) e nos testículos (homens). É como se essas estruturas do nosso corpo soubessem "ler" a mensagem enviada pela pituitária.

Mas quem são esses "mensageiros" e qual "mensagem" eles carregam?

Hoje, sabemos que se trata de duas substâncias químicas: o FSH (hormônio folículo-estimulante) e o LH (hormônio luteinizante).

Nos homens, o FSH e o LH atuam nos testículos. O primeiro (em conjunto com a testosterona) estimula a produção de espermatozoides nos túbulos seminíferos. O segundo age diretamente no estímulo à produção da testosterona.

Nas mulheres, esses hormônios atuam nos ovários e têm relação direta com a ocorrência do ciclo menstrual. O FSH estimula a produção de estrogênio e também a maturação de óvulos, que se dá no início do ciclo menstrual. Já o LH estimula a ovulação (a liberação do óvulo de dentro do ovário), que ocorre por volta do meio do ciclo menstrual.

Assim vamos desvendando os mistérios do nosso desenvolvimento. Agora, já sabemos o que está por trás do nosso crescimento e da libera-

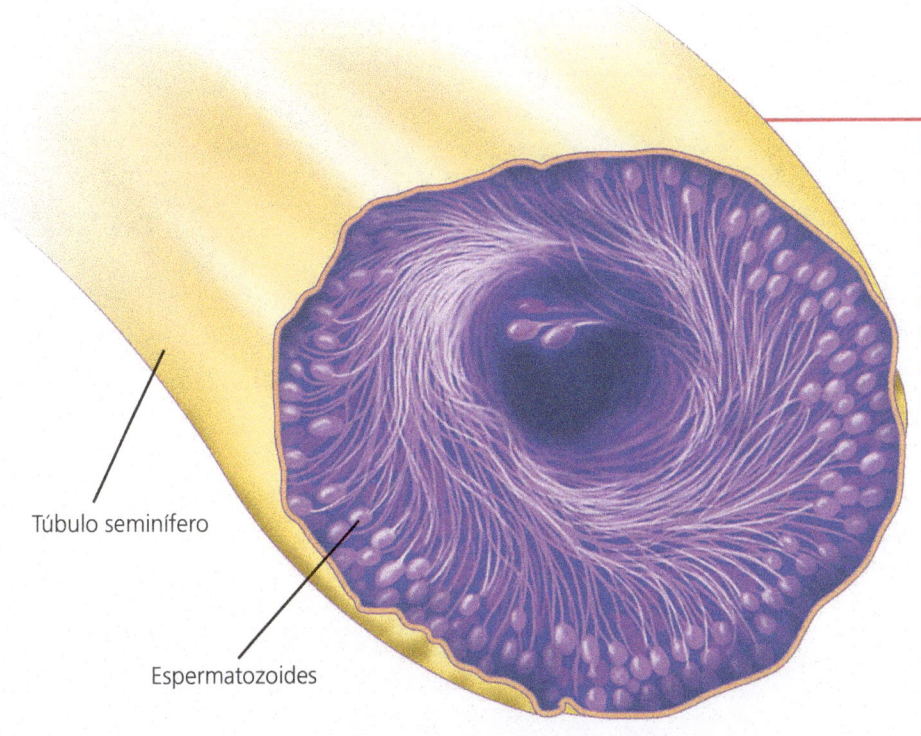

Ilustração digital: Paulo César Pereira

Túbulo seminífero

Espermatozoides

Dentro dos testículos existem centenas de metros de estruturas tubulares chamadas túbulos seminíferos. É dentro delas que os espermatozoides são formados.

ção dos hormônios sexuais no final da infância: estímulos (na forma de substâncias químicas) provenientes da pituitária.

Entretanto, ainda há uma pergunta a responder: por que isso começa na puberdade, e não antes?

Para responder a essa questão, será necessário conhecer a ação de outra estrutura do nosso corpo, da qual você já ouviu falar neste livro: o hipotálamo.

O hipotálamo faz parte da nossa massa encefálica. Ele se localiza na base do cérebro, acima da pituitária, estrutura à qual está ligado diretamente (como é mostrada na figura da página 26).

No final da infância, em ambos os sexos, o hipotálamo começa a liberar quantidades significativas de uma substância muito especial que age na pituitária e faz os hormônios FSH e LH serem secretados.

Hipotálamo

Pituitária

Testículos

Ilustração digital: Paulo César Pereira

Diferentes estruturas do corpo humano funcionam coordenadamente. Substâncias liberadas pela pituitária, após o "comando" do hipotálamo, ativam a produção de hormônios sexuais nos testículos e nos ovários. Essas substâncias liberadas pela pituitária são os hormônios FSH e LH.

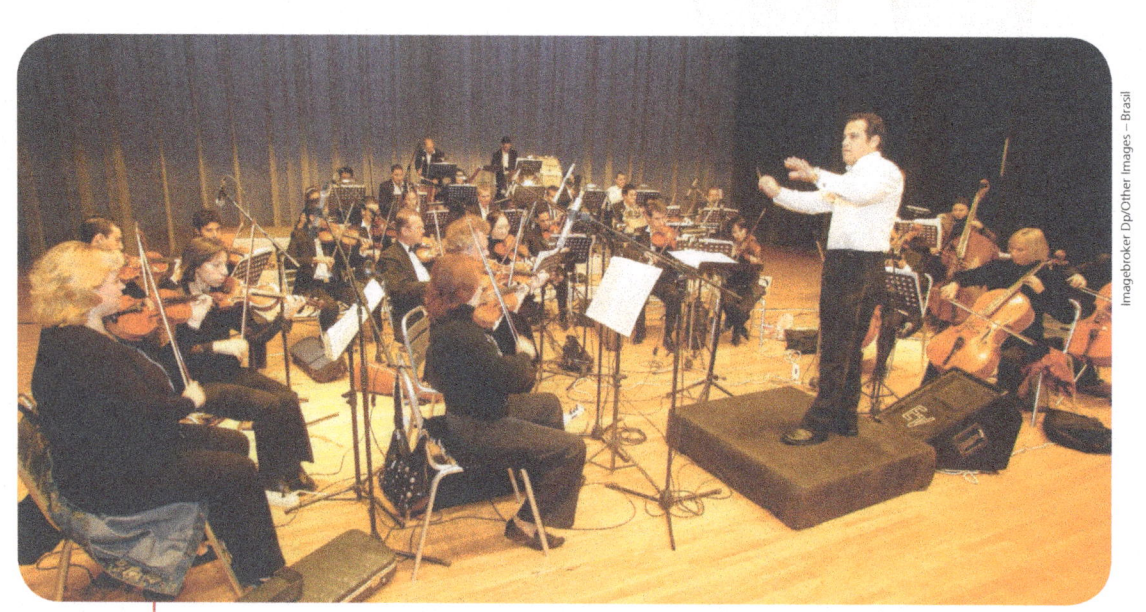

Imagebroker Dp/Other Images – Brasil

O hipotálamo e a pituitária podem ser comparados com maestros pois, sobretudo durante a puberdade, essas estruturas regem eventos marcantes para o nosso desenvolvimento.

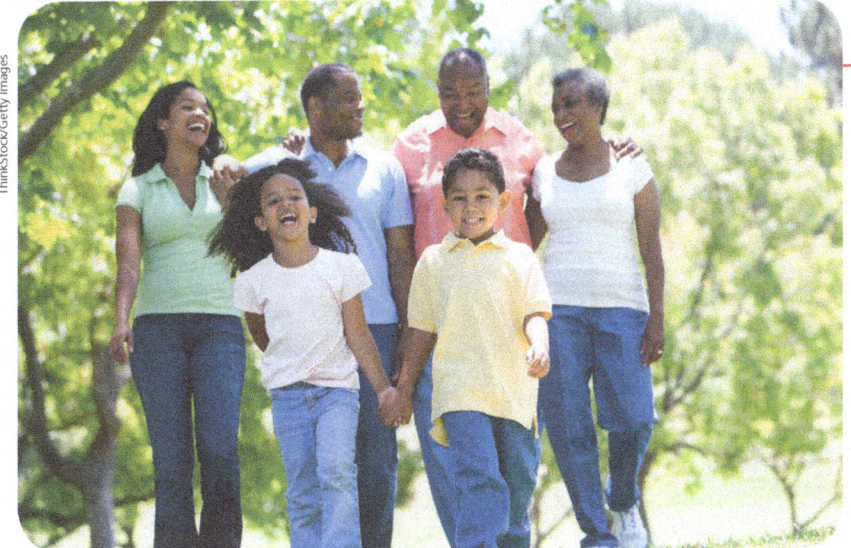

ThinkStock/Getty Images

Com o passar do tempo, várias transformações ocorrem em nosso corpo. Passamos pela infância, pela adolescência, nos tornamos jovens, adultos e idosos. Por trás delas está a ação coordenada das células do corpo. Ela é realizada por meio de substâncias químicas, que podem ser produzidas em locais diferentes daqueles onde atuam.

Em outras palavras, na puberdade há uma espécie de "comando" do hipotálamo – na forma de substância química – que poderia ser expresso por estas frases: "Chegou o final da infância! Vamos começar a produzir hormônios sexuais! Transformaremos as meninas em mulheres e os meninos em homens".

Assim, hipotálamo e pituitária atuam conjuntamente na coordenação das transformações que ocorrem conosco à medida que o tempo passa. São eles, portanto, os "maestros" do nosso desenvolvimento.

Uma questão de comunicação (entre as células e mais além...)

Se você está entendendo bem este livro, então já sabe um pouco mais sobre o funcionamento do corpo humano e aprendeu que as células não estão isoladas. Elas se comunicam.

Essa comunicação pode acontecer por meio de substâncias químicas. Por exemplo, além da pituitária e do hipotálamo, outras estruturas do corpo humano produzem substâncias que atuam de maneira parecida. São as glândulas endócrinas. Todas as glândulas endócrinas liberam substâncias na corrente sanguínea, as quais têm a função de levar "mensagens" a outros locais do corpo e promover respostas específicas.

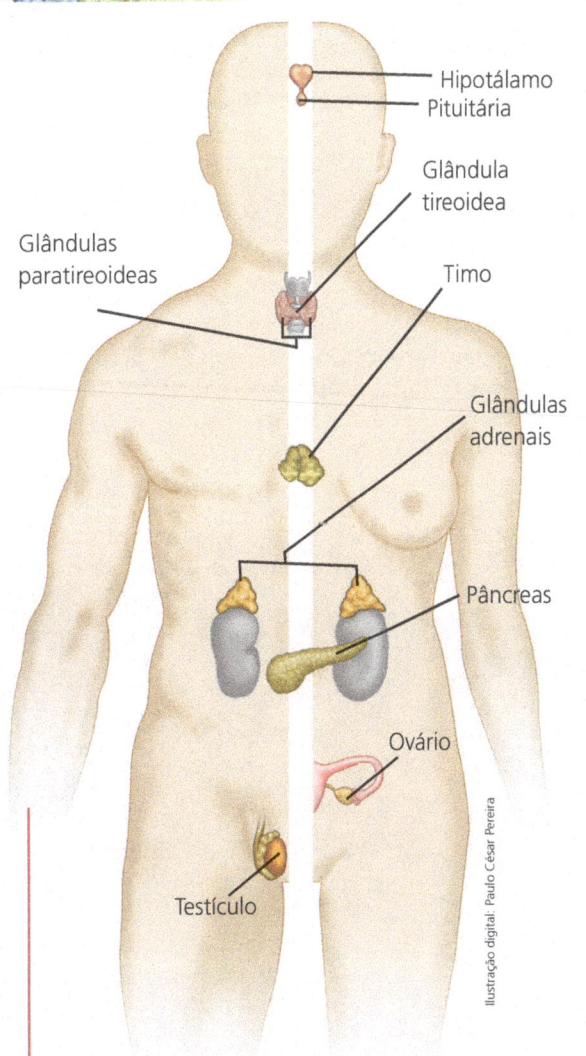

Hipotálamo
Pituitária
Glândula tireoidea
Glândulas paratireoideas
Timo
Glândulas adrenais
Pâncreas
Ovário
Testículo

Ilustração digital: Paulo César Pereira

Glândulas endócrinas no corpo humano. Essas glândulas liberam substâncias que "regem" nosso metabolismo e desenvolvimento.

Um exemplo de glândula endócrina é o pâncreas, que já estudamos. O pâncreas produz insulina e glucagon, substâncias-chave no metabolismo da glicose. Outros exemplos de glândulas endócrinas são os ovários e os testículos, que produzem os hormônios sexuais – como você aprendeu no início deste capítulo. Mais exemplos são as glândulas adrenais, tireoidea e paratireoideas, o timo e a glândula pineal – que não estudaremos neste livro.

Portanto, podemos dizer que as glândulas endócrinas desempenham um papel importante no corpo humano. Elas produzem hormônios, que atuam na coordenação de diferentes atividades relacionadas ao funcionamento do nosso corpo.

A ação de substâncias liberadas por essas glândulas ocorre no momento em que nascemos. A seguir, veremos mais detalhes sobre isso.

Você sabia?

Comunicação celular na fecundação

"Dentro do corpo da mulher, os espermatozoides seguem em direção ao óvulo..." Com certeza, você já leu essa frase em algum lugar. Mas já se perguntou como os espermatozoides "sabem" o caminho a seguir para atingir o óvulo?

Como agora você já sabe que as células se comunicam, pense na seguinte hipótese: é possível existir algum tipo de sinalização, dentro do corpo da mulher, para indicar a direção correta que os espermatozoides devem tomar?

Pensando dessa maneira, em 1991, alguns cientistas de Israel e dos Estados Unidos elaboraram um experimento muito interessante. Veja o que eles fizeram: injetaram, em uma gota de uma suspensão repleta de espermatozoides, uma microgota de um fluido proveniente dos folículos onde os óvulos se desenvolvem.

Sabe o que aconteceu? Após a microgota ter sido injetada, alguns espermatozoides mudaram a direção de deslocamento. Eles começaram a se dirigir rumo ao local onde a tal gota havia sido pingada. Se a gota fosse de outra solução, diferente daquela proveniente de um folículo, não se observava esse efeito.

Esses dados são muito interessantes: eles revelam que os espermatozoides são atraídos por substâncias liberadas pelas células femininas. Em outras palavras, seria o "namoro dos nossos pais" em termos celulares. Essas seriam as "primeiras palavras" que o óvulo e os espermatozoides trocariam antes mesmo de se conhecerem.

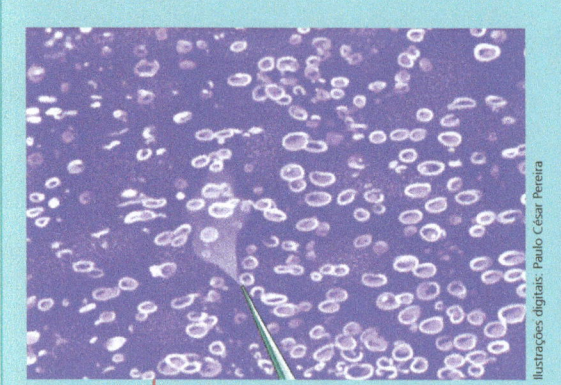
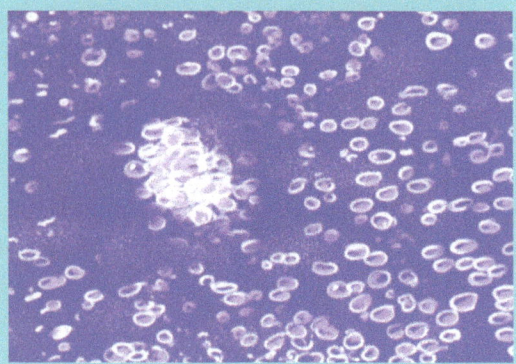

Ilustrações digitais: Paulo César Pereira

Fonte: Gilbert, 2000.

Nos ouriços-do-mar já se conhece mais sobre a comunicação entre óvulo e espermatozoides do que em humanos. As imagens mostram o que ocorre quando se injeta, em uma suspensão de espermatozoides de ouriço-do-mar, uma gota de uma substância isolada a partir da camada gelatinosa em volta do óvulo desses invertebrados marinhos. Após alguns segundos, muitos espermatozoides se dirigem para o local onde foi aplicada a substância.

Parto e amamentação: a ocitocina

Como nasce um novo ser humano?

Em um parto normal, depois de aproximadamente 39 semanas de gravidez, as paredes do útero começam a se contrair. O bebê é então "expulso" do corpo da mãe.

Em uma observação puramente fisiológica, por trás do parto há uma complexa rede de estímulos e respostas desencadeados por hormônios. De maneira simplificada, a pressão exercida pelo contato do feto contra os ossos da mãe desencadeia o disparo de impulsos nervosos para o encéfalo. Sensível a eles, o hipotálamo estimula a pituitária a liberar, na circulação sanguínea, uma substância muito especial: a **OCITOCINA**.

A ocitocina estimula a formação de ondas de contrações uterinas que "forçam" o feto a sair do corpo da mãe.

Após o nascimento, a mãe amamenta o novo ser. E novamente aqui, hormônios estão nos bastidores do "espetáculo".

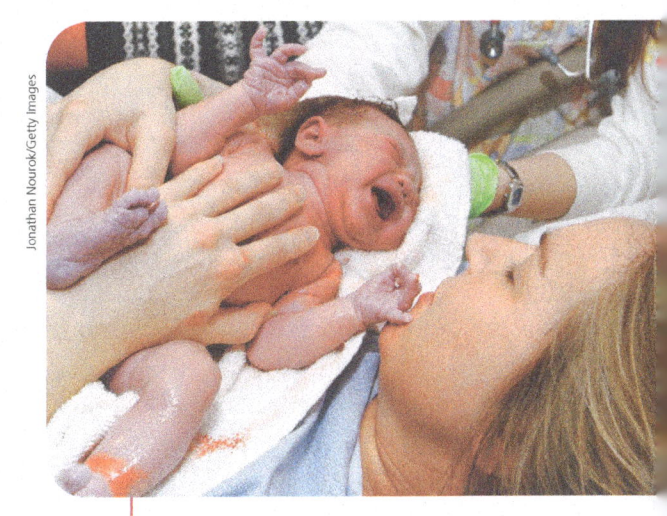

Jonathan Nourok/Getty Images

Alguns hormônios estão "nos bastidores" do parto natural. O destaque entre eles é a ocitocina, que provoca uma série de respostas no corpo da mãe.

OCITOCINA
"Spray contra o medo" – Revista *Isto é*
http://www.istoe.com.br/reportagens/4683_
SPRAY+CONTRA+Ο+MEDO?
pathImagens=&path=&actualArea=
internalPage
Acesso em: 19 abr. 2013.

Ilustração digital: Paulo Césa Pereira

Durante a amamentação, o estímulo da sucção promove a liberação do hormônio prolactina. Por isso, mais leite é produzido nas mamas.

A sucção do neném é percebida pelo encéfalo como um estímulo, que faz a pituitária secretar mais um hormônio do qual ainda não falamos: a prolactina. Esse hormônio atua nas mamas, incentivando a produção de leite. Em outras palavras: mais sucção, mais estímulo à pituitária e, consequentemente, mais prolactina e mais leite para o neném.

Além disso, a sucção das mamas estimula a pituitária a liberar ocitocina. Como você já viu, esse hormônio promove contrações no útero (por isso as mães sentem contrações no início de cada momento de amamentar). A ocitocina também tem um papel importante na amamentação. Esse hormônio age nas mamas, fazendo o leite "jorrar" para fora.

O parto e a amamentação são, portanto, bons exemplos de situações nas quais hormônios desempenham um papel de "coordenação". Mas a ocitocina, hormônio relacionado a essas situações, pode nos fazer pensar mais além...

Experimentalmente, tem-se evidenciado que a ocitocina estimula as pessoas a confiarem mais umas nas outras.

Por meio de testes com o uso de jogos – nos quais um indivíduo deve apostar (e, portanto, confiar) em outro –, constata-se que manifestações de "confiança" estão fortemente relacionadas com a presença de níveis mais elevados de ocitocina na pessoa que faz a aposta.

Isso é intrigante, você não acha? Será que essas substâncias químicas, que atuam na coordenação das funções internas do organismo, exerceriam também um papel no nosso comportamento?

O quanto nossas ações são compelidas por substâncias presentes no corpo permanece como objeto de estudos, debates e controvérsias. Porém, as evidências no caso da ocitocina são fortes e nos fazem refletir. Será que determinadas substâncias atuam não só no funcionamento do nosso corpo, na comunicação entre nossas células, mas também nas relações entre os indivíduos?

Esperamos que questões como essas despertem sua curiosidade e o motivem a querer saber mais sobre o corpo humano – e como consequência o levem a se aproximar de outros temas polêmicos. Veja só um deles: a influência que a sociedade da qual fazemos parte pode ter sobre o nosso corpo, até mesmo sobre a nossa aparência física!

Veremos isso no capítulo a seguir.

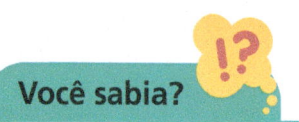

Você sabia?

Tipos de leite materno

Você sabia que há quatro tipos de leite materno?

O leite materno varia de acordo com: a idade do bebê, a mamada, o período do dia e a alimentação da mãe. Vamos conhecer cada tipo?

• Colostro: é amarelado e mais grosso que o leite maduro. Surge antes do parto e continua sendo produzido, em média, por cinco dias após o nascimento do bebê. É rico em anticorpos, e é considerada a "primeira vacina" do recém-nascido.

• Leite de transição: rico em proteína, sendo produzido entre o quinto e o décimo dia de vida do bebê.

• Leite materno anterior: é produzido assim que o bebê começa a mamada. Tem pouca proteína e gordura e muita água e, por isso, mata a sede do bebê, mas não a fome.

• Leite materno posterior: é o tipo de leite que vem depois de o bebê mamar o leite materno anterior. É rico em gordura e proteína e é muito importante, pois a criança depende dele para ganhar peso. O leite materno posterior mata a fome, além de fornecer anticorpos e outros componentes importantes ao crescimento e desenvolvimento do bebê.

Adaptado de: <http://comoamamentar.com/conheca-os-4-tipos-de-leite-materno>. Acesso em: 28 jun. 2013.

AONDE VAMOS CHEGAR?

4

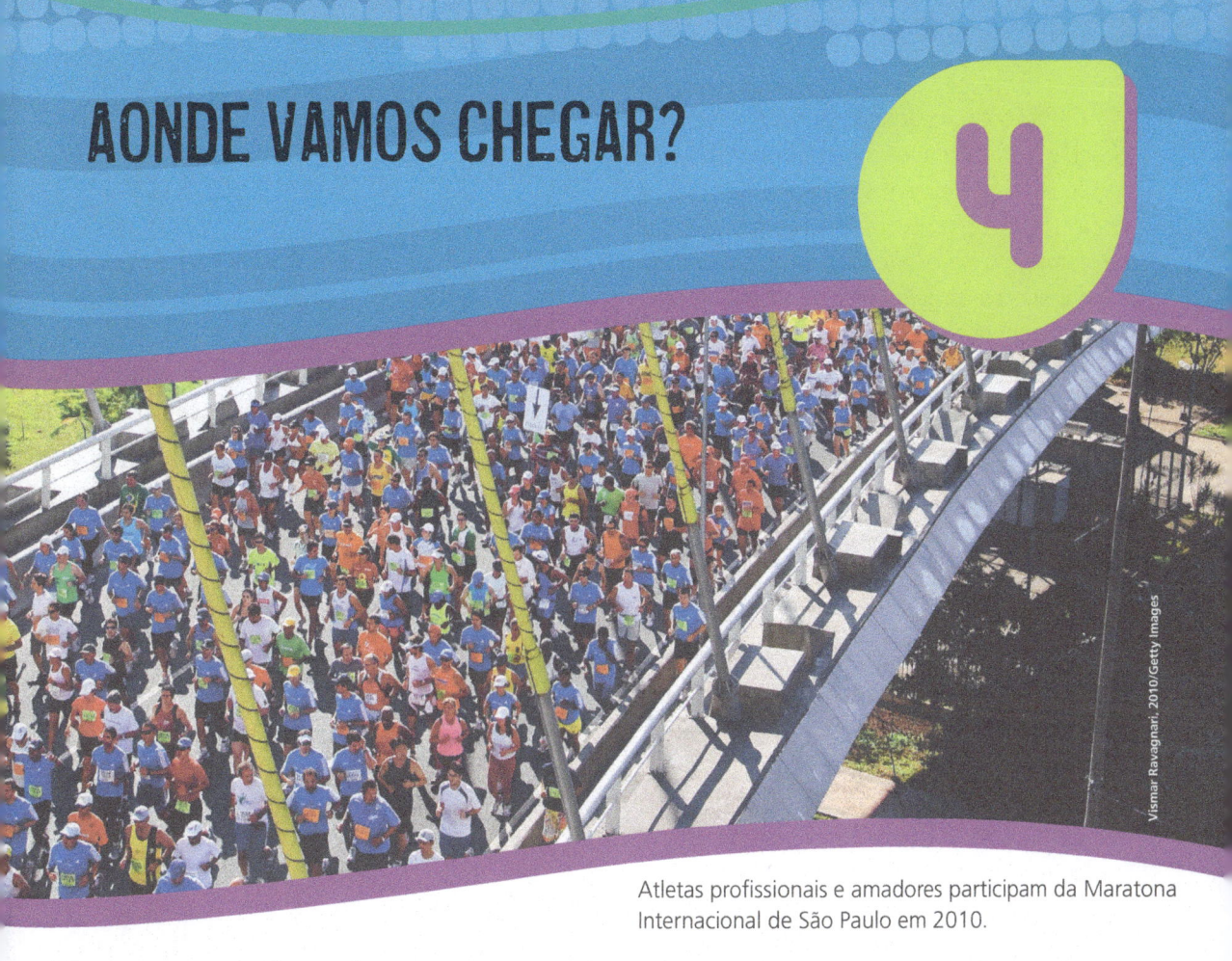

Vismar Ravagnari, 2010/Getty Images

Atletas profissionais e amadores participam da Maratona Internacional de São Paulo em 2010.

SE UM DIA VOCÊ ENCARASSE O DESAFIO DE CORRER UMA MARATONA, SERÁ QUE CONSE-GUIRIA CHEGAR À RETA FINAL? E QUANTO TEMPO LEVARIA PARA TERMINAR OS MAIS DE 40 QUILÔMETROS DA CORRIDA?

Em 1979, quando estava com 55 anos, o ator inglês naturalizado americano John Keston descobriu que sofria de pressão alta. Então, decidiu adotar como remédio a prática da corrida. Levou a atividade tão a sério que hoje, quase aos 90 anos, continua quebrando vários recordes mundiais.

Veja suas declarações em uma entrevista sobre os limites da idade avançada.

LIMITES DA IDADE AVANÇADA

Entrevistador: Existem limites para o que pessoas idosas podem fazer?

John Keston: Não necessariamente. Mas uma vez um colega me disse: "Quando você estiver com 73, começará a perceber um declínio". Ele estava certo, de alguma maneira...

Eu sei que [com o avanço da idade] perdi capacidade pulmonar. Aos 77 eu fui o corredor mais idoso a quebrar as 3 horas e 20 minutos na maratona. Aos 78, foram 3 horas e 36 minutos, e aos 79, foram 3 horas e 43 minutos. Todos esses são recordes, mas está claro que há um declínio significativo.

Mas eu acredito que [mesmo com o declínio da capacidade física] você pode ser bem dinâmico, desde que não se torne uma pessoa relaxada, que só fica no sofá, ou que comete excessos como comer e beber demais. Eu vejo muitas pessoas idosas que não podem se mover simplesmente porque deixaram a peteca cair.

Adaptado de: LOVETT, R. "Running man", *NewScientist*, v. 2491, 2005, p. 46-49.

Casos como o de John Keston nos fazem pensar sobre o que acontece com o nosso corpo – e o que podemos fazer com ele – conforme o tempo passa. Neste capítulo, conheceremos algumas transformações que ocorrem com o corpo à medida que envelhecemos. Também discutiremos como a sociedade em que vivemos influencia o corpo que temos e a imagem do corpo que queremos ter.

O que acontece quando envelhecemos

Como você imagina que vai estar quando tiver 50, 60, 70 ou 80 anos?

Ninguém sabe em detalhes o que vai acontecer. Por isso, o mais certo a dizer é que você vai passar pelo mesmo processo que outros seres humanos. Você vai *ENVELHECER*.

O envelhecimento é parte do nosso desenvolvimento. E, à medida que ele acontece, deixa sinais no corpo. Perdemos massa muscular e cerebral. Há um declínio da audição, da visão, do olfato e do paladar. A pele perde elasticidade e pigmentação – o que a deixa com mais rugas e manchas.

> **ENVELHECER**
> "Se fôssemos feitos para durar 120 anos" – Revista *Veja*
> http://veja.abril.com.br/030304/p_092.html
> Acesso em: 19 abr. 2013.

Algumas alterações que o corpo humano sofre, conforme o tempo passa, podem ser associadas a graves problemas de saúde.

Por exemplo, as paredes dos nossos vasos sanguíneos ficam mais rígidas, o que pode prejudicar bastante o fluxo do sangue. Isso pode até gerar problemas cardiovasculares – como é o caso dos derrames.

Outro exemplo é que, com o avanço da idade, o corpo perde massa óssea. Isso pode levar à osteoporose: os ossos ficam quebradiços e com propensão a sofrer fraturas severas, mesmo em acidentes considerados pequenos.

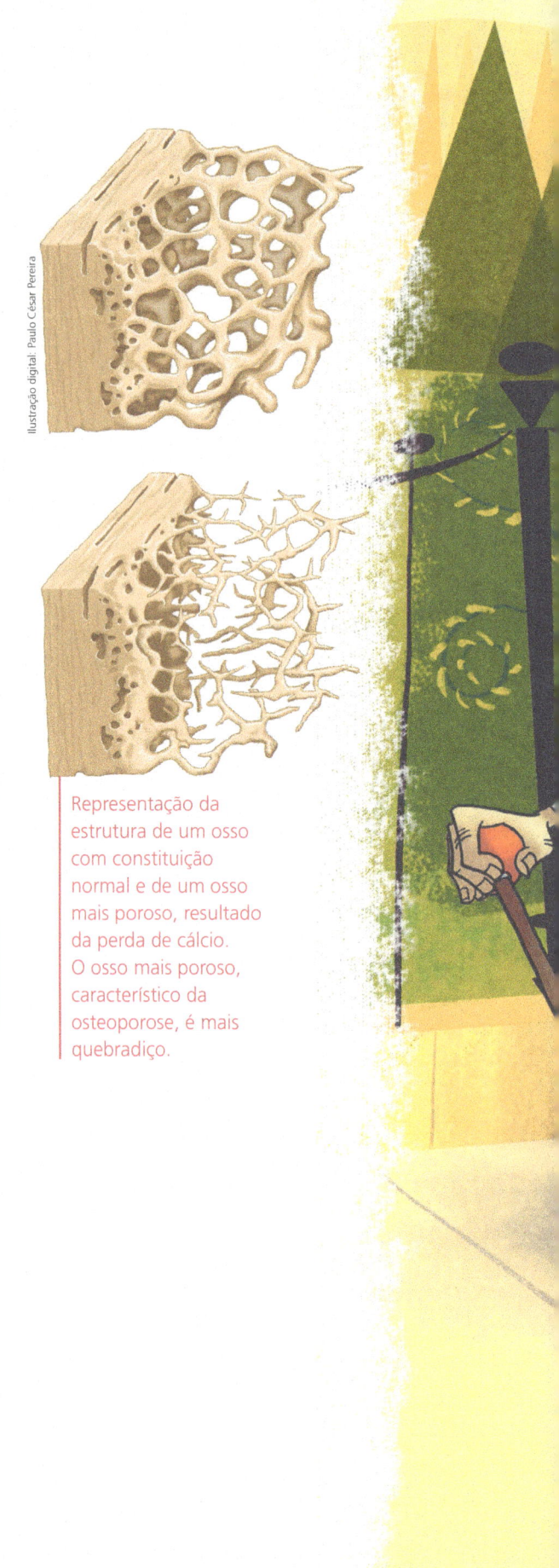

Ilustração digital: Paulo César Pereira

Representação da estrutura de um osso com constituição normal e de um osso mais poroso, resultado da perda de cálcio. O osso mais poroso, característico da osteoporose, é mais quebradiço.

Cabelos: células na base dos pelos deixam de produzir pigmentos, então cabelos e pelos ficam brancos. Sobretudo nos homens, é muito comum a calvície.

Discos intervertebrais "encolhem", o que aproxima os ossos das vértebras. Isso explica por que as costas se curvam ligeiramente para a frente durante o envelhecimento.

O cristalino, a "lente" do olho, enrijece. Assim, os músculos do olho têm dificuldade para atuar sobre ela. Então, fica mais difícil focar os objetos.

A pele perde elasticidade, o que resulta no aparecimento de rugas.

A cartilagem das orelhas e do nariz continua crescendo. Assim, com o avanço da idade, orelhas e nariz podem parecer maiores do que eram em relação a outras partes do rosto.

Como o metabolismo diminui, e geralmente nos tornamos mais sedentários e continuamos ingerindo os mesmos alimentos nas mesmas quantidades, tendemos a ficar mais gordos.

As articulações se desgastam e os movimentos ficam mais "duros".

Ilustração digital: Leonardo Maciel

HORMÔNIOS E ENVELHECIMENTO

Conforme vimos no capítulo anterior, substâncias liberadas pelo hipotálamo e pela pituitária levam uma espécie de mensagem pelo corpo. Essa mensagem seria: "A infância acabou!".

Podemos indagar então: será que a pituitária e o hipotálamo estariam, também, associados diretamente ao envelhecimento?

Um dado intrigante é que, com o avanço da idade, a pituitária produz menos hormônio de crescimento. Portanto, pode haver uma relação direta entre o hormônio do crescimento e o envelhecimento. Em outras palavras, talvez o envelhecimento seja causado por baixos níveis de hormônio de crescimento!

Essa interessante ideia já foi experimentalmente testada. Cientistas injetaram em 12 voluntários (de 61 a 81 anos) hormônio de crescimento três vezes por semana. Verificaram um aumento de massa muscular, um decréscimo de gordura e o revigoramento da pele. Mas os efeitos colaterais também se fizeram notar: inflamação dos nervos, sintomas de diabetes, crescimento de seios. Mais ainda, assim que cessaram as aplicações, todos os efeitos provocados desapareceram.

Outros hormônios, como a melatonina (uma substância que inibe a secreção de FSH e LH pela pituitária) e os hormônios sexuais, diminui com o avanço da idade. Ou seja, aparentemente o que desencadeia a velhice não é a alteração na quantidade de um único hormônio. O envelhecimento deve ser causado por um conjunto de fatores e condições que se sobrepõem. Muitos deles, possivelmente, ainda desconhecidos.

Mas é importante ter isto bem claro: apesar de associados ao avanço da idade, os problemas de saúde que acabamos de citar (bem como uma série de outros verificados com mais frequência nos idosos) não são o envelhecimento em si! Em muitos casos, pode ocorrer o envelhecimento do corpo, um "declínio" das nossas capacidades físicas, sem um comprometimento sério da saúde. Ou seja, sem problemas que possam ameaçar a vida!

Aliás, pode ser esse um dos motivos pelos quais os seres humanos vivem, nos dias de hoje, mais do que em qualquer outra época da história. Detalhes sobre isso você encontrará a seguir.

Vivendo mais... envelhecendo mais

Quantos anos os seres humanos viviam, em média, na metade do século XX? Quanto tempo eles vivem hoje? As respostas você encontra no gráfico da página seguinte.

Hoje se vive mais do que antigamente. Se você fosse um europeu da Idade Média, isto é, se tivesse vivido entre 476 e 1453, sua expectativa de vida seria de 30 a 40 anos. Entre os anos 1950 e 1955, a média mundial da expectativa de vida era ligeiramente maior: em torno de 46 anos.

No entanto, desde a segunda metade do século XX, a média mundial aumentou muito. Por volta do ano 2000, pulou para 65 anos de idade. A projeção é de que, para o ano 2050, uma pessoa viva, em média, mais de 75 anos.

Isso indica um novo fato na história da humanidade: os seres humanos estão vivendo mais. Pode-se, sem exagero, dizer que a partir da segunda metade do século XX a expectativa de vida cresceu mais do que nos últimos 2 mil anos.

E quais as consequências disso?

Atualmente, no mundo há mais idosos do que jamais se viu em qualquer outra época. Se a tendência se mantiver, sem um aumento significativo das taxas de natalidade, nos próximos anos haverá muito mais gente envelhecendo do que jovens no planeta.

Por que isso está acontecendo? Será que estamos mudando? Será que o corpo do ser

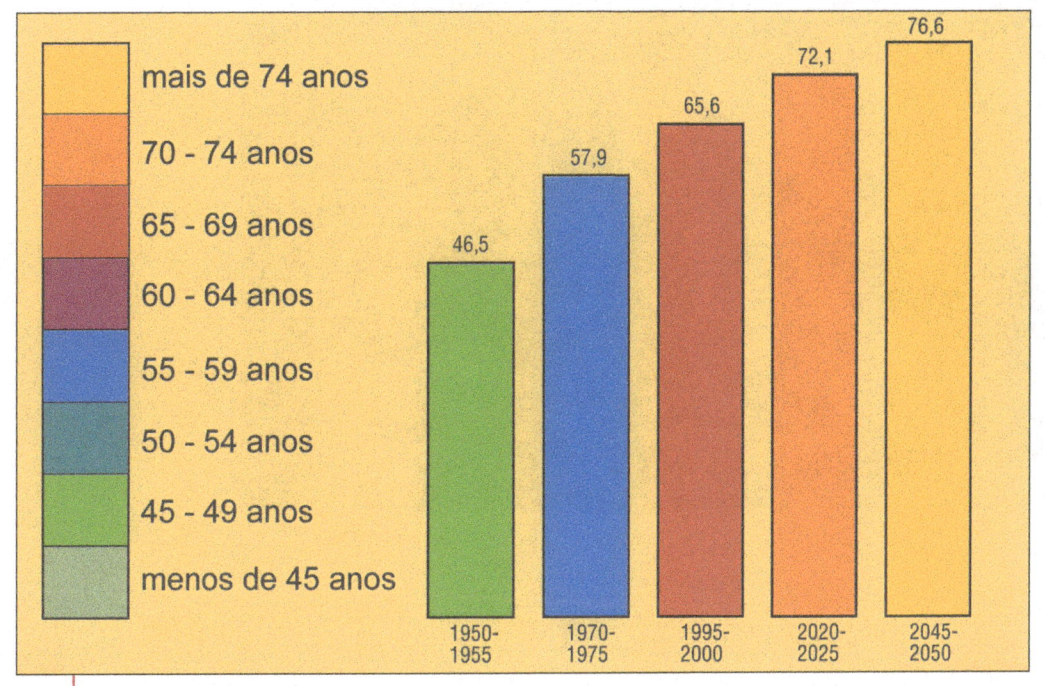

Fonte: *National Geographic*. 1997. p. 25.

Média mundial da expectativa de vida no período de 1950 a 2050 (projeção).
Vale mencionar que a expectativa de vida é diferente em cada país (no começo do
século XXI, ela era, no Brasil, de 67 anos; no Canadá, de 79 anos; e em Uganda, de
41 anos). Mesmo assim, segundo a Organização das Nações Unidas (ONU), em termos
mundiais, a expectativa média de vida para os seres humanos vem aumentando.

humano desenvolveu a capacidade de viver mais do que em outras épocas?

Parece que não. Parece que a resposta não está exclusivamente em nosso corpo, mas também na sociedade em que vivemos.

Desenvolvimento e causas de morte

De maneira generalizada, comparando as sociedades modernas com as sociedades de outras épocas, podemos dizer que hoje se morre menos em idade jovem. Isso melhora consideravelmente a expectativa de vida. A diminuição da mortalidade infantil, por exemplo, é uma das grandes responsáveis pelos números que você acabou de ver no gráfico acima.

Parte dessa conquista social se deve a avanços da medicina e a melhoras promovidas nos sistemas sanitários. Por exemplo, vacinas e antibióticos, aliados a um adequado sistema de coleta e tratamento de lixo e de esgoto, têm contribuído para uma diminuição significativa na mortalidade decorrente de doenças infecciosas. Essas doenças contagiosas, causadas por micro-organismos, podem se espalhar rapidamente em uma população. A peste negra, a cólera e a gripe espanhola são exemplos de doenças infecciosas cujos surtos foram responsáveis pela morte de muitas pessoas jovens, em diferentes épocas da história. Portanto, a consequência para a expectativa de vida da população só pode ter sido uma: sua diminuição.

Nas nações consideradas desenvolvidas, e que apresentam as mais elevadas expectativas de vida, o controle das doenças infecciosas marcou até uma reversão das causas de morte: atualmente são as doenças cardiovasculares e o câncer que mais vitimam as pessoas. Como tais compli-

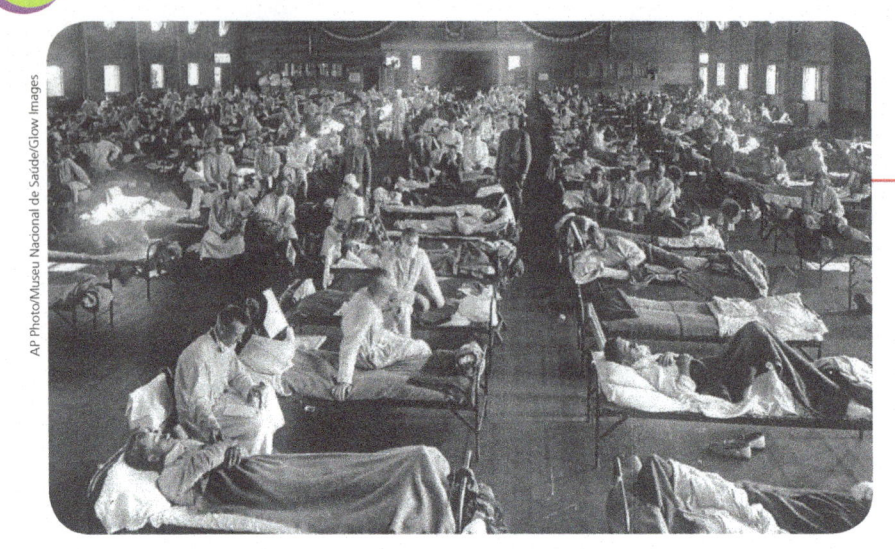

Pacientes vítimas da gripe se aglomeram em um hospital no Kansas, Estados Unidos, em 1918. Naquele ano, uma pandemia de gripe espanhola matou cerca de 20 milhões de pessoas no mundo todo.

cações são mais associadas à velhice (embora não sejam exclusivas dessa fase da vida), parece claro que nessas nações se vive mais, há mais idosos e, em decorrência do declínio físico do corpo, os problemas de saúde acabam ocorrendo.

No entanto, as coisas não andam no mesmo ritmo nas nações em desenvolvimento... Nesses países, as doenças infecciosas ainda são a principal causa de morte. E curiosamente, ao mesmo tempo, constata-se que a expectativa de vida nesses locais também são menores.

Portanto, o desenvolvimento conquistado pela humanidade nas últimas décadas (mesmo não sendo uniforme entre as diferentes nações do mundo) teve como uma de suas consequências o prolongamento da vida. Atualmente, as chances de alguém sobreviver até os 65 anos são muito maiores do que no passado.

Mas, apesar de os seres humanos viverem mais, o processo de envelhecimento, em sua essência, não se modificou. Será que um dia conseguiremos alterar tal situação?

O envelhecimento pode ser retardado?

Como você viu, uma forma de encararmos o envelhecimento do corpo é entendê-lo como um "declínio" de nossas capacidades físicas. Mesmo naquelas pessoas que são ativas em idades mais avançadas, não há como negar esse declínio.

Isso intriga muitos pesquisadores e motiva várias investigações sobre o processo de envelhecimento e até sobre as formas de retardá-lo.

Retardar o envelhecimento significaria minimizar o declínio físico do corpo. Pode-se especular que, se o ser humano conseguisse isso, poderia viver até mais de 100 anos.

E a notícia, que já está se tornando velha, é que retardar um pouco o envelhecimento já é possível, mas só para outros seres vivos!

Há mais de 60 anos, sabe-se que há maneiras de retardar o envelhecimento de ratos e camundongos. Para isso, é oferecida aos animais uma dieta restrita em calorias. Constate os efeitos dessa dieta na expectativa de vida, analisando o gráfico da página 42.

A dieta restrita em calorias, mas balanceada em nutrientes, além de proporcionar uma média de vida maior, provocou nos animais que a ingeriram uma redução significativa na ocorrência de doenças relacionadas ao avanço da idade. Adicionalmente, no grupo dos animais que recebeu essa dieta foram encontrados os indivíduos que viveram mais dias; muito mais do que os animais do grupo que podia comer à vontade!

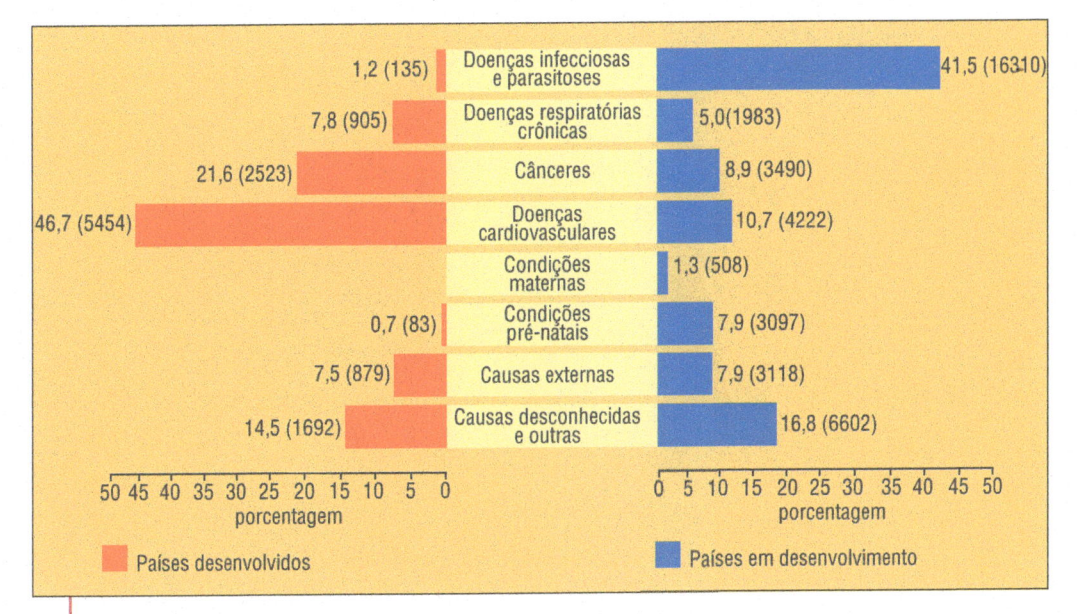

1,2 (135)	Doenças infecciosas e parasitoses	41,5 (16310)	
7,8 (905)	Doenças respiratórias crônicas	5,0 (1983)	
21,6 (2523)	Cânceres	8,9 (3490)	
46,7 (5454)	Doenças cardiovasculares	10,7 (4222)	
	Condições maternas	1,3 (508)	
0,7 (83)	Condições pré-natais	7,9 (3097)	
7,5 (879)	Causas externas	7,9 (3118)	
14,5 (1692)	Causas desconhecidas e outras	16,8 (6602)	

50 45 40 35 30 25 20 15 10 5 0   0 5 10 15 20 25 30 35 40 45 50
porcentagem   porcentagem

■ Países desenvolvidos   ■ Países em desenvolvimento

Fonte: HUNT; MILLAR, 2000.

Nas nações desenvolvidas, onde a média da expectativa de vida é maior, o padrão de causas de morte é diferente daquele das nações em desenvolvimento. Nestas, as pessoas ainda morrem, predominantemente, de doenças infecciosas.

Os efeitos da dieta restrita em calorias vêm sendo reproduzidos por diferentes pesquisadores em muitos animais, tais como moscas, peixes, vermes, aranhas e macacos.

Mas não fique eufórico para começar a fazer essa dieta. Apesar de balanceada em nutrientes, as dietas restritas em calorias a que estamos nos referindo reduzem em torno de 30% a quanti-

QUANTOS ANOS UM SER HUMANO PODE VIVER?

Você sabe quantos anos viveu o ser humano mais velho de que a história tem registro?

Foram 122 anos e 188 dias. A "marca" foi atingida pela francesa Jeanne L. Calment.

O vice-campeão do *ranking* das pessoas mais idosas é o japonês Shigechiyo Izumi, que morreu aos 120 anos e 237 dias.

A idade que essas pessoas atingiram suscita a seguinte questão: qual é o limite de longevidade do ser humano?

Um ponto a considerar, quando pensamos nisso, é que nosso corpo parece ter certas limitações que nos "impediriam" de viver eternamente. Assim, o máximo que poderíamos esperar seria algo em torno dos 120 anos, como aconteceu com essas duas pessoas.

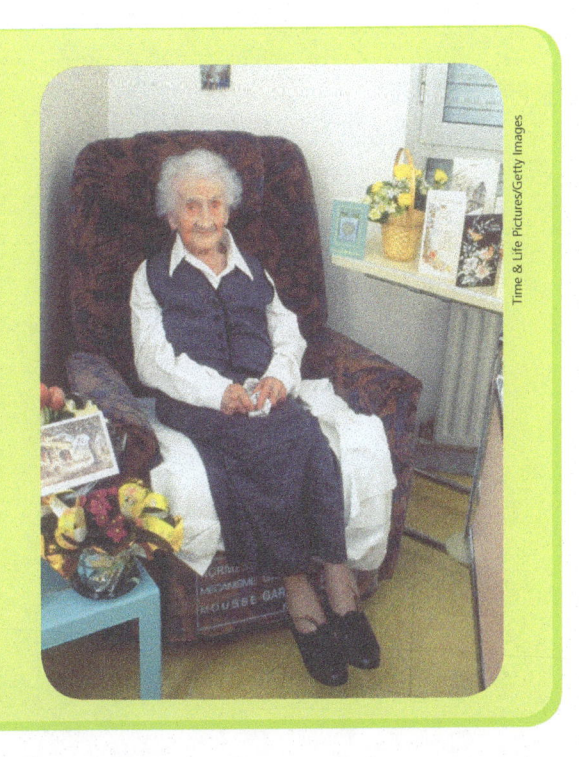

Time & Life Pictures/Getty Images

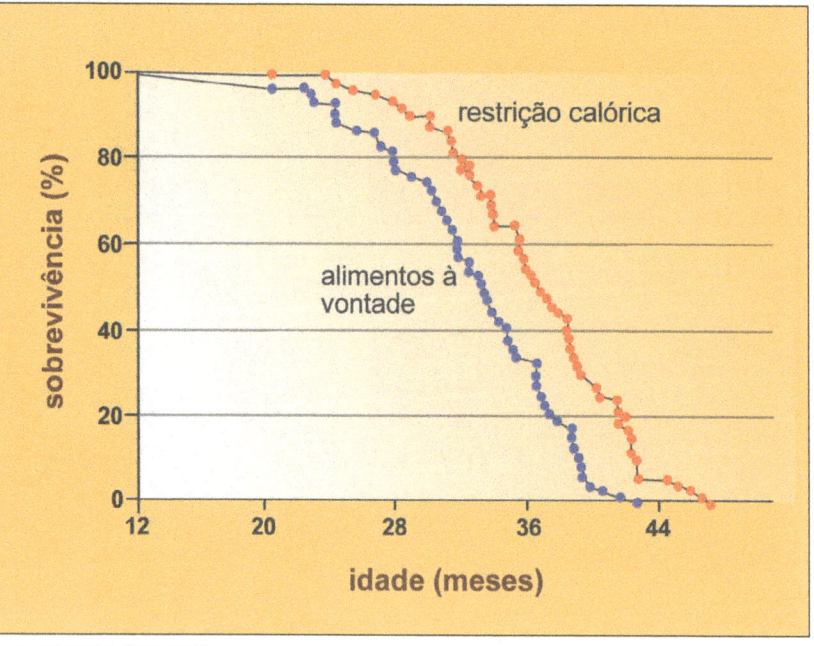

Porcentagem de sobrevivência de camundongos criados sob diferentes dietas. Para um grupo de camundongos foi dado livre acesso à comida. Para outro grupo foi oferecida uma dieta restrita em calorias, mas com todos os nutrientes necessários para a sobrevivência. Os camundongos que tiveram restrição calórica viveram aproximadamente 20% mais tempo do que os outros.

Fonte: RICKLEFS; FINC, 1995.

dade de calorias normalmente ingeridas. Isso é o suficiente para considerá-las impraticáveis pelos seres humanos.

A boa notícia é que o nosso entendimento sobre o envelhecimento está avançando. Ainda não sabemos todos os fatores que o causam, porém já percebemos que é possível retardá-lo.

O estudo do envelhecimento é importante no presente porque a população de idosos está aumentando no mundo. Atualmente, o grande desafio ao estudar o envelhecimento é prolongar a vida saudável. Nesse sentido, as dicas são aquelas que você já deve ter ouvido: alimentação adequada e atividade física com regularidade estão associadas a um risco menor de ocorrência de doenças. Consequentemente, se seguirmos essas dicas, aumentaremos a chance de permanecermos saudáveis mesmo com idade avançada.

Falamos em chances, pois, como já mencionamos, a única certeza que podemos ter é que, assim como outras etapas do desen-

COMO A DIETA RESTRITA EM CALORIAS PROVOCA O EFEITO DE RETARDAMENTO DO ENVELHECIMENTO?

Uma possível explicação para os efeitos da dieta restrita em calorias no envelhecimento é que ela promoveria mudanças no metabolismo celular. Mais especificamente, chegaria menos "combustível energético" para as células "trabalharem".

O principal combustível energético para as nossas células é a glicose, que, como visto no capítulo 2, relaciona-se diretamente ao fornecimento de energia para a atividade celular.

Já foi verificado que a dieta restrita em calorias influi na diminuição do nível de glicose no sangue e no aumento de sensibilidade à insulina – o hormônio também já estudado no e que se relaciona diretamente com a absorção de glicose pelas células.

Assim, quando o corpo está sob a dieta restrita em calorias, é como se ele estivesse trabalhando no "amarelo": uma condição em que pouco "combustível" se encontra disponível para a atividade celular.

Tudo isso leva à seguinte conclusão: ao reduzir o metabolismo celular, o envelhecimento é retardado.

volvimento, o envelhecimento não pode ser evitado. Todos precisamos encarar que, um dia, envelheceremos.

E essa não é uma tarefa fácil! As transformações que ocorrem no corpo – tanto aquelas do final da infância (que você aprendeu no capítulo anterior) como as da velhice (que você está conhecendo neste capítulo) – podem nos deixar confusos. Muitas vezes não aceitamos as mudanças pelas quais o corpo passa. Nessas situações, experimentamos um grande conflito, principalmente porque somos influenciados pela imagem do corpo ideal ou pelos ideais de beleza da sociedade em que vivemos. Será esse o assunto que exploraremos nas próximas páginas.

Como está ficando o corpo que temos

Nas páginas anteriores, vimos como a expectativa de vida aumentou nas últimas décadas. Mas parece que não é somente isso que está se transformando. Em diferentes nações do mundo, estão ocorrendo outras transformações muito significativas em relação ao corpo humano.

Um exemplo: constata-se que o formato do corpo está mudando. É isso mesmo! O corpo atual do ser humano, de maneira geral, é mais arredondado e mais semelhante a um barril do que o de décadas atrás.

As mudanças no formato do corpo ficam muito evidentes quando analisamos a evo-

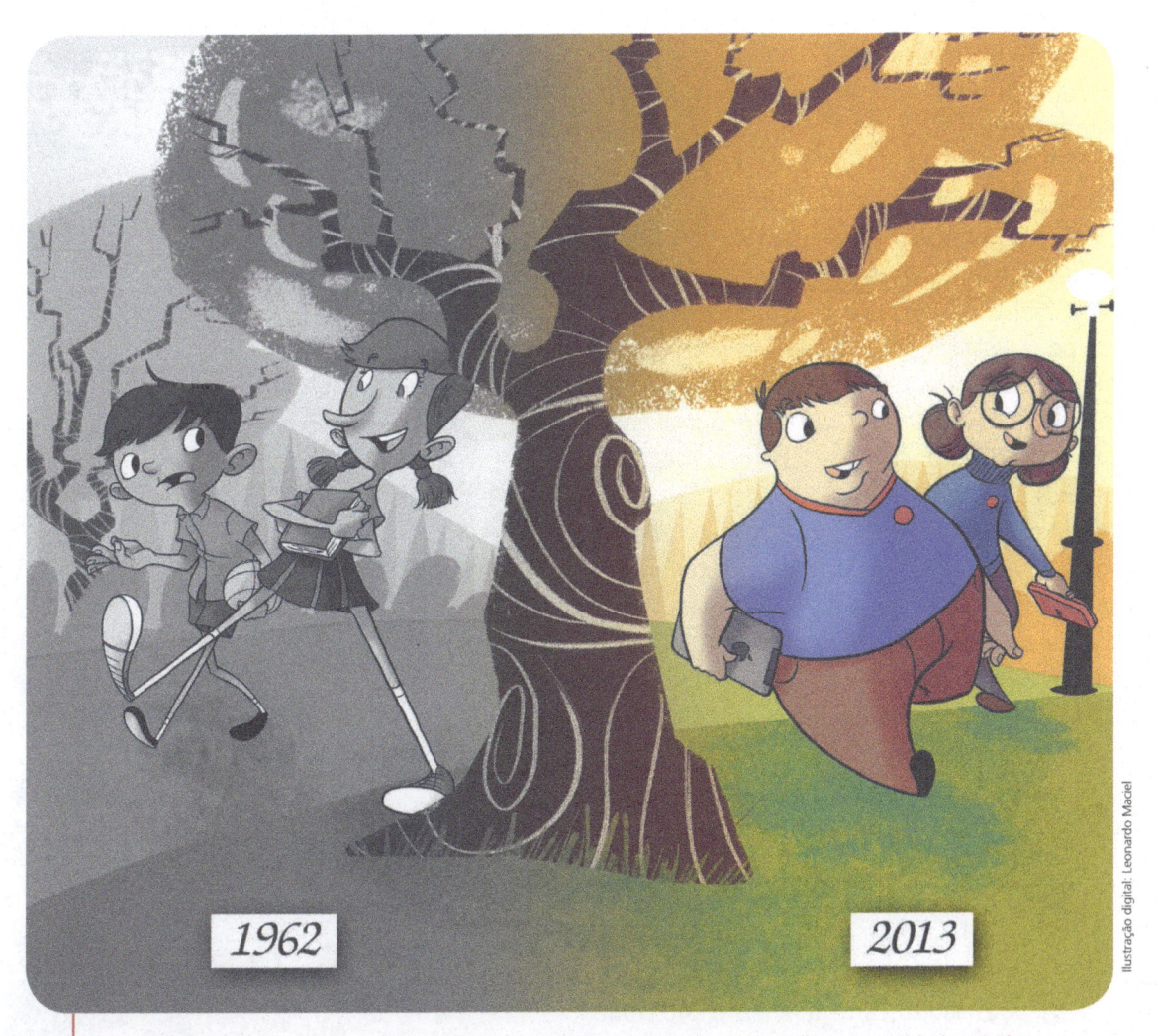

1962   2013

O formato do corpo humano está mudando. Isso fica evidente até nas crianças em idade escolar.

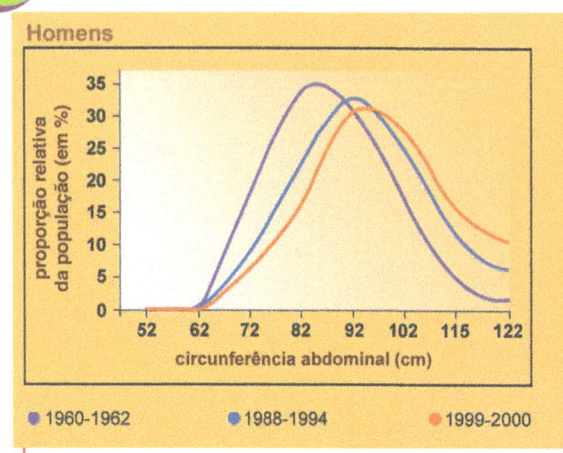

Homens

Mulheres

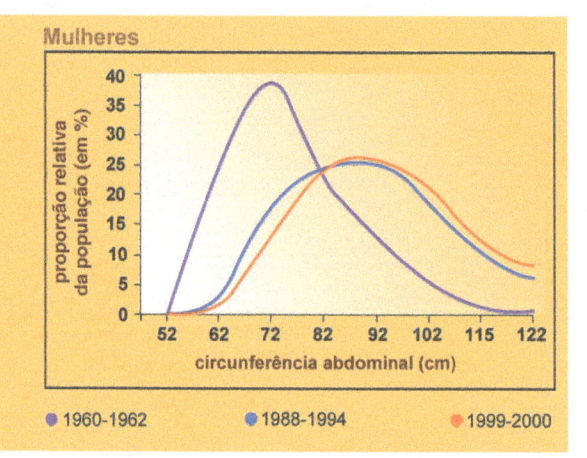

Fonte: OKOSUN et al, 2004. p. 197-206.

Distribuição da medida da cintura de homens e mulheres adultos nos Estados Unidos, no período de 1960 até 2000.

lução das medidas da cintura de homens e mulheres, desde 1960 até 2000. Observe esses dados nos gráficos acima. Repare que a medida da cintura está aumentando, em ambos os sexos.

A medida da cintura é uma informação importante para cientistas e médicos, pois indica como a gordura está espalhada pelo corpo. Vale destacar que a presença de gordura na região abdominal não significa apenas que o formato do corpo se assemelha a um barril. Segundo médicos e cientistas, o armazenamento de gordura nessa área do corpo está associado a uma incidência maior de doenças cardíacas e de outras complicações de saúde.

Nos Estados Unidos, por exemplo, no período de 1960 a 2000, a média da medida da cintura dos homens aumentou cerca de 10 cm. Nas mulheres, o aumento foi de aproximadamente 23 cm. Os dados da medida da cintura revelam que, nesse país, considerado desenvolvido, grande parte da população está acima do peso ideal.

Apesar de os dados apresentados no gráfico se referirem a um país em particular, outros estudos, em diferentes nações, indicam a mesma tendência. Por isso alguns cientistas já alertam: atualmente vivemos uma epidemia de obesidade!

A obesidade ocorre quando o indivíduo está acima de seu peso ideal. Ela está direta-mente relacionada ao aumento da gordura no corpo e a vários problemas de saúde. Em outras palavras, essa transformação no formato do corpo humano certamente não está associada à promoção da saúde.

Vários fatores contribuem para o aumento da obesidade nas sociedades modernas. Um deles é o crescimento do sedentarismo, constatado até nas crianças.

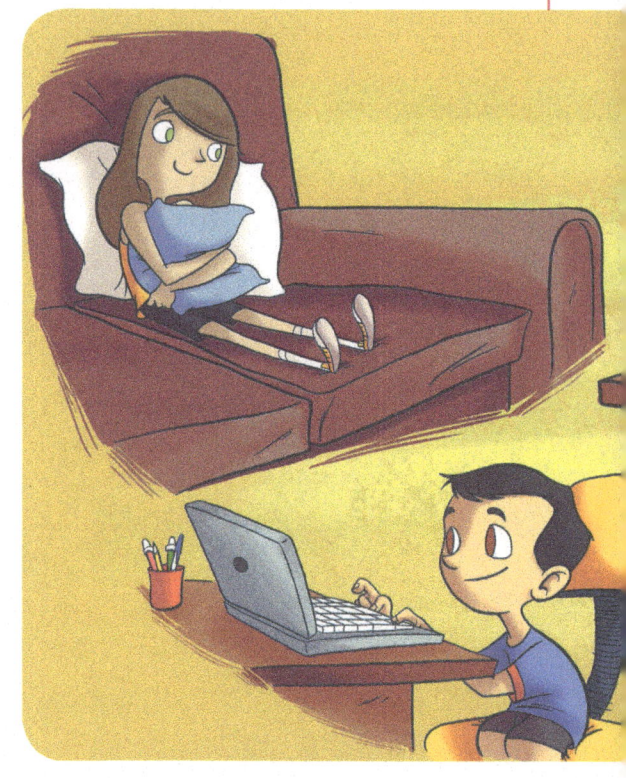

Nos dias de hoje, existe uma oferta massiva de porções que podem ser consideradas "gigantes" em relação ao tamanho das porções de antigamente.

Photodisc/Thinkstock/GettyImages

Thinkstock/Getty Images

Porção mais comum antigamente

Porção muito comum nos dias de hoje

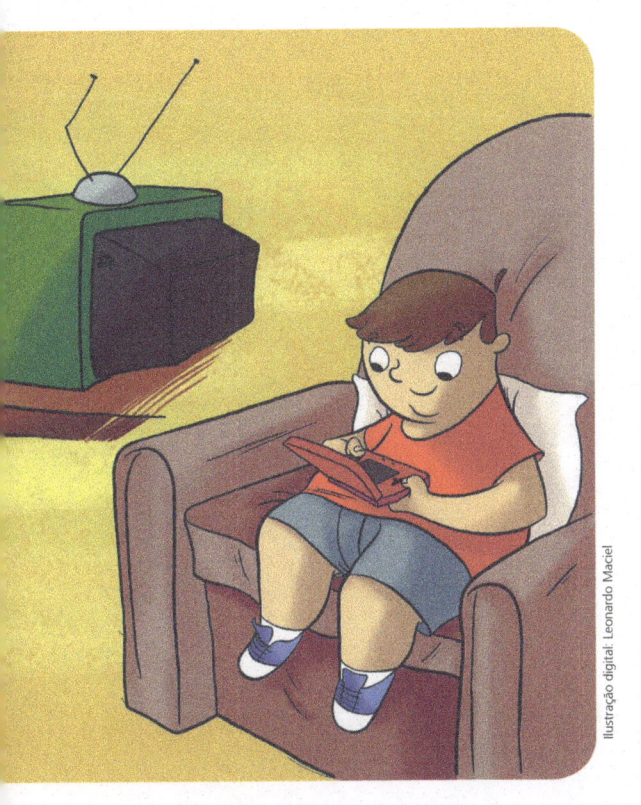

Ilustração digital: Leonardo Maciel

Tudo isso pode até parecer irônico, você não acha? Com os avanços da sociedade, nas últimas décadas conseguimos melhorar significativamente a nossa expectativa de vida. Entretanto estamos nos tornando mais obesos e, assim, colocamos a saúde em risco.

E por que tudo isso está acontecendo? Bem, os alimentos que ingerimos são apontados como um dos principais vilões dessas transformações.

Atualmente, no mundo todo, é cada vez mais comum ingerir comidas ricas em açúcares e gordura, consideradas altamente energéticas. A oferta de alimentos com essas características aumenta, e o acesso a eles é facilitado. Além disso, somos induzidos a comer quantidades cada vez maiores desses alimentos, considerando que o tamanho das "porções" tem aumentado nos últimos anos.

Nossas atividades também parecem não ajudar muito no que diz respeito a evitar a obesidade. As crianças, sobretudo, são acusadas de ter uma vida mais sedentária do que antigamente. Um indicativo desse atual estilo de vida é o aumento do número de horas que elas passam em frente à televisão.

O resultado: um desequilíbrio que faz os ponteiros da balança irem mais longe, pois consumimos mais alimentos que nos fornecem muita energia e, em contrapartida, não consumimos toda essa energia nas atividades que executamos.

Em relação ao corpo humano, a diferença entre a energia de que dispomos e a que utilizamos pode gerar obesidade. Tal diferença pode também explicar um descompasso ainda maior: aquele entre o corpo que temos e o que desejamos ter.

Esse será nosso próximo assunto.

Como está ficando o corpo que queremos ter

Vimos que, desde a última metade do século passado, o formato do corpo vem mudando. Hoje em dia somos mais "redondos". Porém, a imagem do corpo ideal aponta para a direção contrária.

Um ideal de corpo corresponde ao que consideramos um modelo a ser seguido. Geralmente, essa imagem é aquela do corpo dos modelos que aparecem na mídia. É a imagem de artistas famosos, considerados símbolos sexuais. São imagens como aquelas das revistas expostas em bancas de jornal.

Compare, nas fotos abaixo, o corpo de símbolos sexuais de antigamente e os de hoje. No

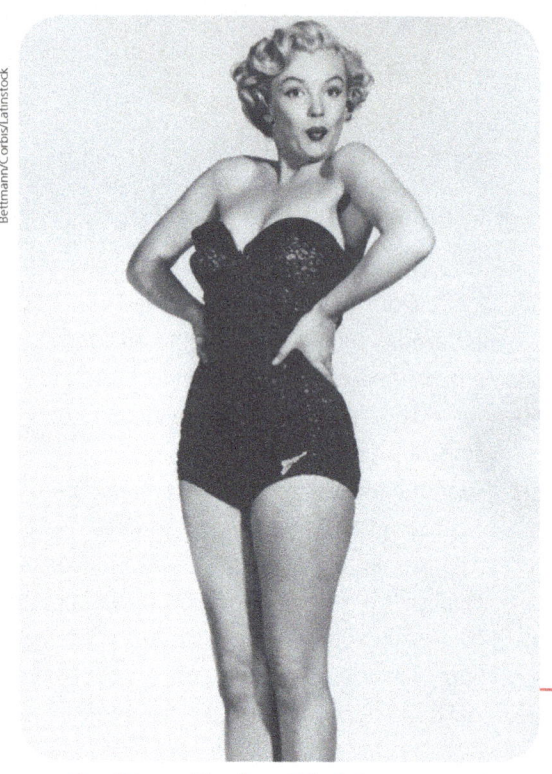

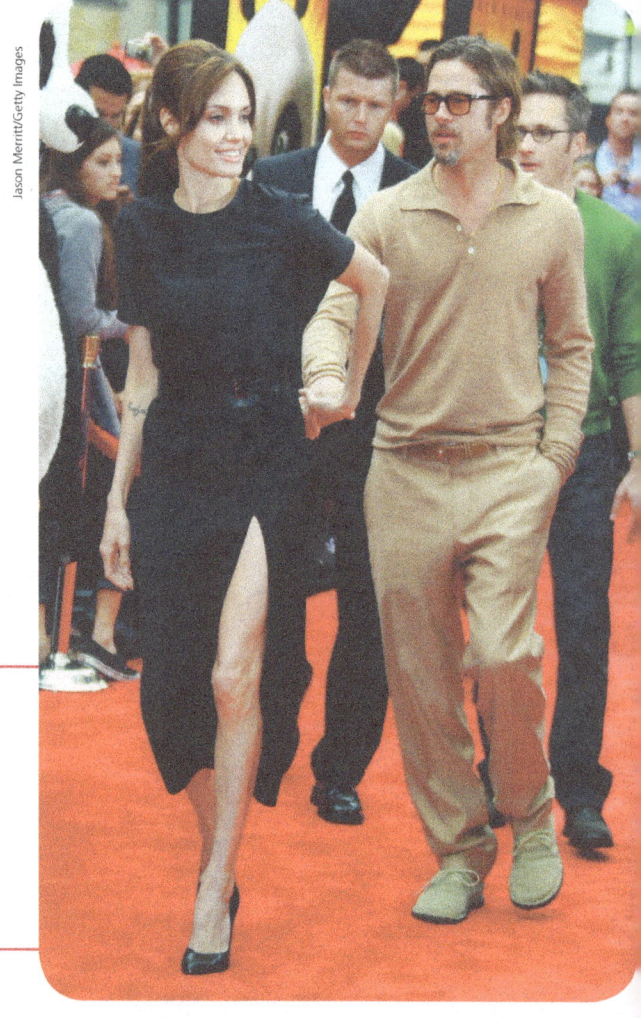

Nas últimas décadas, o ideal de corpo também se transformou. A mudança é mais evidente quando comparamos o corpo dos símbolos sexuais de antigamente e os de hoje. Acima, a atriz Marilyn Monroe, em 1952. À direita, o casal Brad Pitt e Angelina Jolie em 2010.

Bettmann/Corbis/Latinstock

Jason Merritt/Getty Images

presente, os corpos são mais magros e esbeltos. Além disso, são mais musculosos e parecem ligeiramente mais jovens e vigorosos.

Este novo corpo – jovem, esbelto e musculoso – é visto por nós a todo momento. Ele está na televisão e no cinema, nas histórias em quadrinhos, nos cartazes das ruas, nas capas das revistas e nos bonecos e bonecas infantis. E essa presença constante pode contribuir para que seja considerado o corpo ideal.

Imagine quanto desconforto esse bombardeio de imagens do corpo ideal pode gerar na adolescência, quando há um estranhamento em relação ao corpo devido às inúmeras transformações pelas quais ele passa. Imagine o desconforto que pode causar na velhice, quando sentimos "na própria pele" um declínio das nossas capacidades físicas.

Pode-se explicar, assim, por que as histórias de jovens que abusam de anabolizantes na tentativa de deixar seu corpo mais musculoso são comuns. As mesmas razões certamente justificam o grande número de cirurgias plásticas com fins estéticos, também feitas por pessoas mais velhas a fim de "reverter" as aparências do envelhecimento.

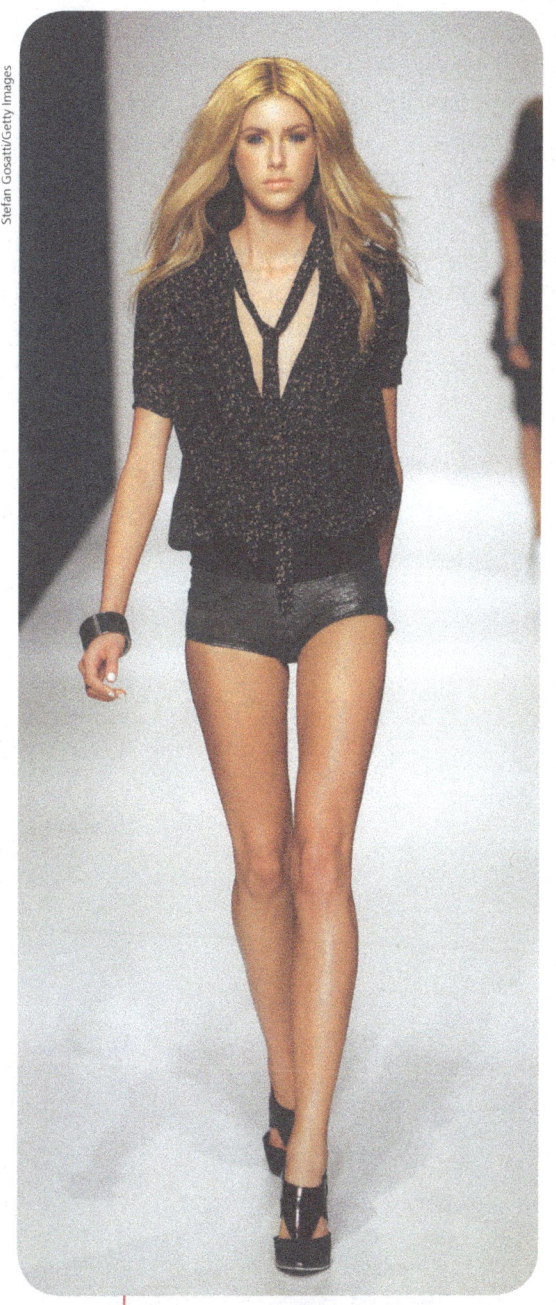

Stefan Gosatti/Getty Images

Estudos das transformações do corpo dos modelos apresentados nas revistas masculinas e femininas indicam o aumento da distância entre o corpo que temos e aquele sugerido pela mídia como "ideal". No que se refere ao corpo feminino, pesquisas revelam que as modelos atualmente fotografadas nas revistas possuem menos curvas, sinal de que o corpo delas tem um formato masculinizado se comparado ao das modelos de antigamente.

TENTATIVAS DE MUDAR O CORPO

Qual sua opinião sobre as pessoas que se tatuam ou que usam *piercings*? Embora comuns hoje, antigamente eram mais raros.

É difícil dizer por que alguém decide fazer uma tatuagem ou colocar um *piercing*. Cada pessoa é única e tem seus motivos.

Porém, se considerarmos que na sociedade atual essas "transformações" no corpo são mais corriqueiras, podemos tentar explicá-las como um fenômeno social.

Possivelmente, consistem em tentativas de buscar alguma satisfação com o corpo. Talvez se trate de pessoas que tenham as mesmas motivações sociais de alguém que cultiva um corpo sarado: as transformações podem ser uma maneira de tornar o corpo socialmente mais aceito.

Essas são possíveis respostas da sociedade moderna às transformações pelas quais o corpo humano vem passando. São tentativas de diminuir a distância entre o corpo que temos e aquele que corresponde ao estereótipo do que desejamos ter.

É curioso constatarmos paradoxos como estes na sociedade atual: se por um lado nosso corpo fica mais arredondado, por outro o corpo dos símbolos sexuais fica mais esbelto e musculoso. Se por um lado vivemos mais, por outro passamos a consumir alimentos que podem colocar em risco nossa saúde.

Neste livro você conheceu um pouco mais a complexa natureza do corpo humano. Uma natureza "comandada" não só por substâncias internas do corpo, pelo nosso desenvolvimento, como também pelo contexto social em que vivemos.

Esperamos que esse conhecimento o ajude a refletir, mais profundamente, sobre o seu corpo. Também esperamos que os conhecimentos e os questionamentos feitos aqui contribuam para que você encare, com mais tranquilidade, os excitantes desafios relacionados às transformações pelas quais o seu corpo está passando, e passará, à medida que o tempo transcorre.

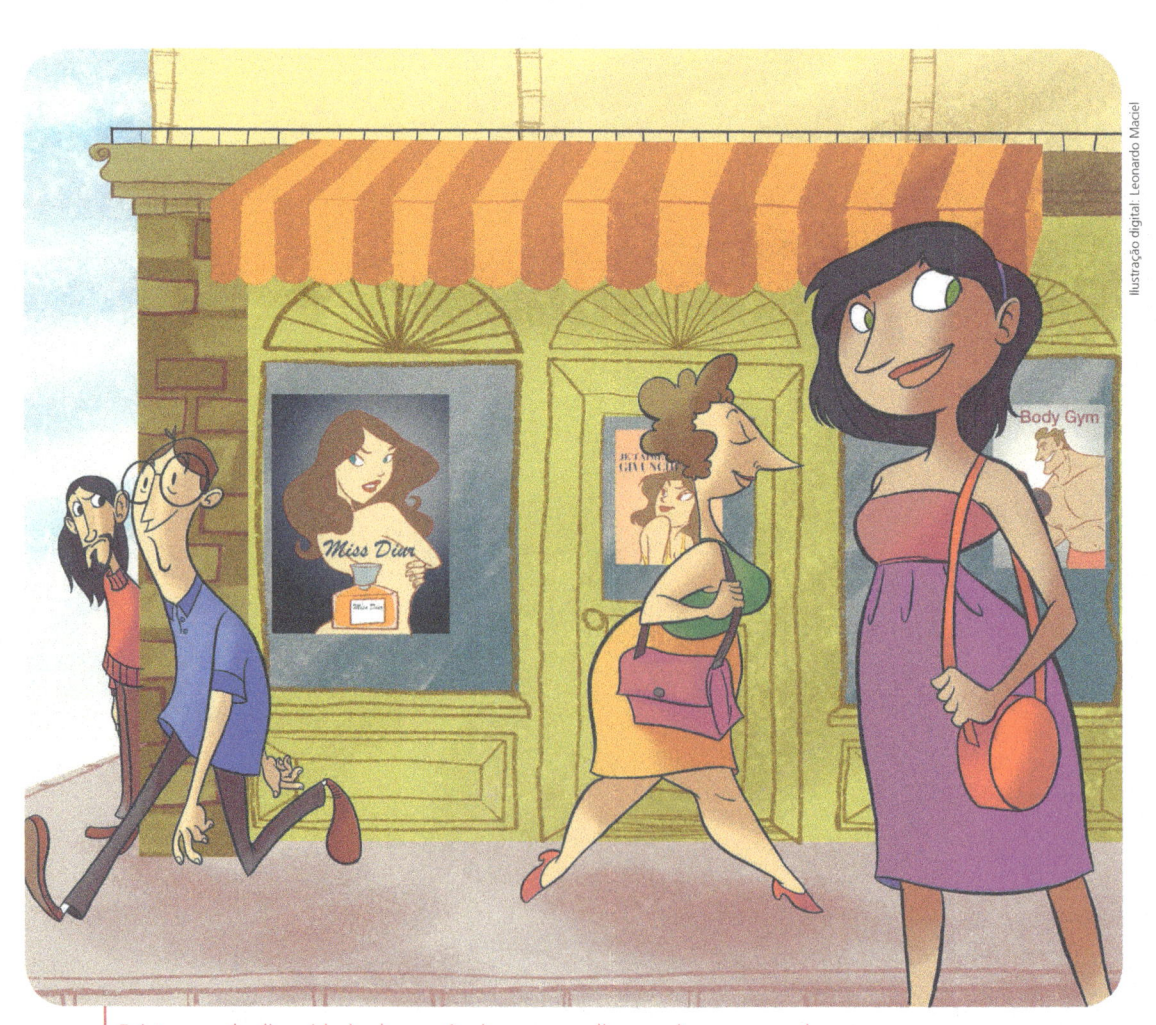

Ilustração digital: Leonardo Maciel

Existe grande diversidade de aparências no que diz respeito ao corpo humano. Até que ponto assumir a existência de um corpo ideal, como aqueles das imagens veiculadas pelas campanhas publicitárias, consiste em negar essa diversidade e nosso próprio corpo?

FOLHA DA CIÊNCIA

Pílula com câmera navega pelo corpo humano e tira fotos

*A câmera-pílula agora é dotada de controle, podendo substituir com
vantagens os endoscópios em todos os exames*

Já existem câmeras em forma de pílula, que podem ser engolidas e transmitir imagens do interior do corpo humano, substituindo os mais invasivos exames de endoscopia. Mas, até agora, essas pílulas não dispunham de nenhum mecanismo de controle, e os médicos dependiam apenas da sorte para conseguir imagens dos pontos exatos do organismo que eles precisavam examinar. Uma equipe do Instituto Fraunhofer, na Alemanha, ajudou a resolver esse problema criando uma nova câmera que se aproxima um pouco mais do conceito de um robô navegando pelo sistema digestivo humano.

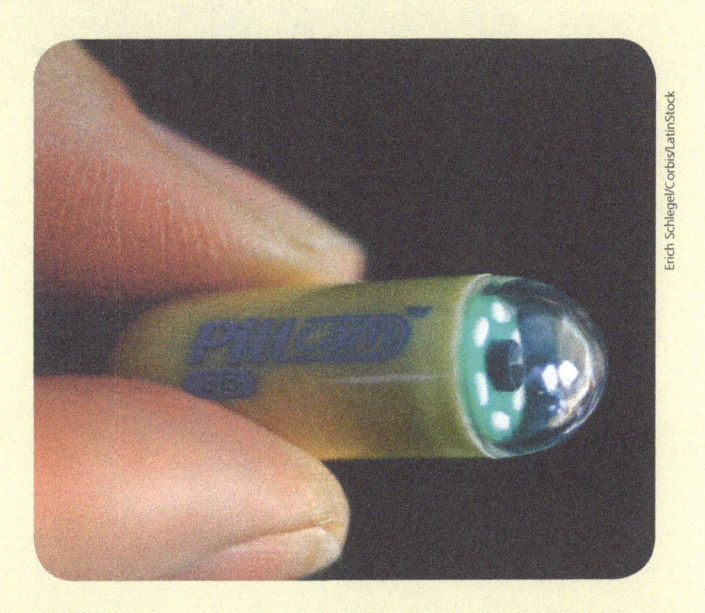

Erich Schlegel/Corbis/LatinStock

A nova "câmera-pílula robótica" pode ser virada e até parada quando necessário. E, pela primeira vez, ela permite que se façam imagens do esôfago, por onde as versões anteriores das "câmeras de engolir" passavam muito rapidamente.

NAVEGANDO PELO CORPO HUMANO

Embora já existam robôs experimentais capazes de navegar no interior dos intestinos, a solução encontrada para dirigir a minicâmera endoscópica foi bem mais simples e prática, utilizando um campo magnético externo. Com um controle magnético do tamanho de uma barra de chocolate, o médico pode parar, virar e movimentar a câmera e até ajustar o seu foco. As imagens são obtidas com a ajuda de um *flash* feito com diodos de luz fria.

As fotos obtidas são imediatamente transmitidas para o computador de controle, ao lado do paciente, por meio de uma conexão sem fio. Esta nova versão da câmera já comprovou ser capaz de registrar imagens do esôfago e do estômago graças a experimentos nos quais os próprios cientistas foram cobaias. A versão anterior ficava apenas três ou quatro segundos no esôfago e agora pode ficar até dez minutos, tirando de duas a quatro fotos por segundo.

No estômago, o seu peso de cinco gramas era suficiente para que ela caísse diretamente na parede inferior, tornando impraticável qualquer imagem. Agora, dotada de controle, tudo o que é necessário fazer é virá-la na direção desejada, permitindo a tomada de imagens de todas as paredes desse órgão.

Adaptado de: "Pílula com câmera navega pelo corpo humano e tira fotos". *Inovação tecnológica*. Publicado em 10 jul. 2008.
Disponível em: <http://www.inovacaotecnologica.com.br/noticias/noticia.php?artigo=pilula-camera-navega-pelo-corpo-humano-
-e-tira-fotos--aposentando-a-endoscopia>. Acesso em: 28 jun. 2013.

"Lanche é a refeição que mais engorda"

Para a nutricionista Tânia Bottino, a escola tem de ajudar os pais na aquisição de bons hábitos

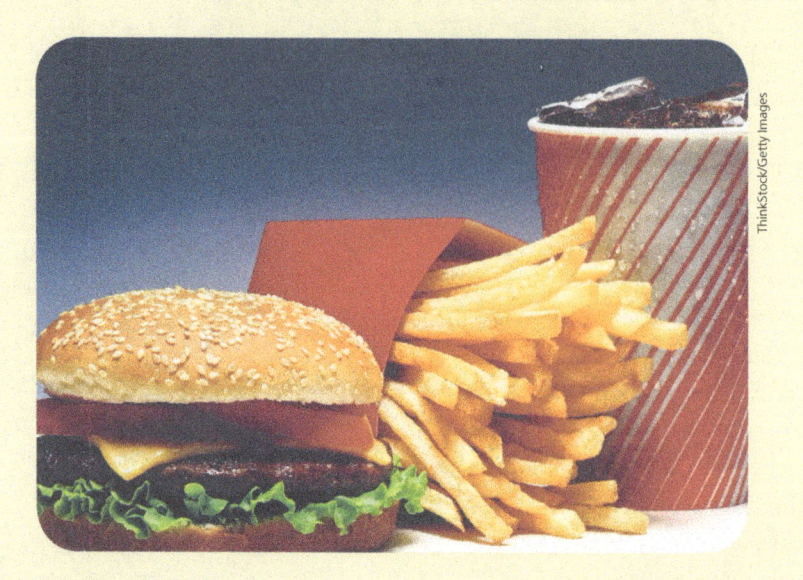

ThinkStock/Getty Images

Foi o uso de um medicamento que fez Letícia Escabbiolo, de 7 anos, engordar quatro quilos em três meses. O remédio abre o apetite. Mas, com acompanhamento nutricional há apenas três semanas, ela já conseguiu eliminar três quilos. As principais mudanças no cardápio ocorreram na hora do lanche. "O lanchinho é a refeição que mais contribui para a obesidade infantil. Por causa da vida corrida, os pais acabam optando pela praticidade do biscoito recheado, da caixinha de leite achocolatado", diz a nutricionista Tânia Bottino, que tem especialização em nutrição infantil pela Fundação Instituto Oswaldo Cruz (Fiocruz) e atende Letícia.

Sob orientação de Tânia, a secretária Mônica Escabbiolo trocou o pão branco pelo integral e passou a oferecer leite desnatado, frutas e sucos naturais no lanche da filha. E a mudança de comportamento não ficou só na hora do recreio. "Ela ontem comeu espinafre", comemorou.

Desde 2005, uma lei estadual proíbe no Rio de Janeiro a comercialização nas escolas de alimentos que colaborem para a obesidade infantil – refrigerantes, hambúrgueres, balas e outras guloseimas não podem ser vendidos nas cantinas de instituições públicas e privadas. A publicidade também não é permitida. No município, a legislação é anterior – as regras começaram a valer em 2002. Se na rede pública as normas são cumpridas e as merendas são balanceadas por nutricionistas, o lanche gorduroso ainda prevalece na cantina da maioria das escolas particulares. "A alimentação infantil é a base para a vida toda. A criança obesa tem grande probabilidade de ser um adulto obeso. É extremamente necessário que o colégio particular seja parceiro dos pais nessa questão", defende Tânia.

A nutricionista sugere água de coco e fruta; suco natural e biscoito de polvilho; ou sanduíche de pão integral com queijo minas como opções saudáveis para o lanche. Para que Letícia não fique desestimulada, ela e a mãe combinaram o "dia da bobice". "Aí vale tudo, até bolo e refrigerante", diz Mônica.

Adaptado de: THOMÉ, Clarissa. "Lanche é a refeição que mais engorda". *O Estado de S. Paulo*, 26 mar. 2010. Disponível em: <http://www.estadao.com.br/estadaodehoje/20100326/not_imp529355,0.php>. Acesso em: 28 jun. 2013.

Refrigerante aumenta risco de câncer no pâncreas, diz estudo

De acordo com pesquisa realizada em Cingapura, quem toma mais que duas latinhas da bebida por semana tem mais chances de desenvolver a doença

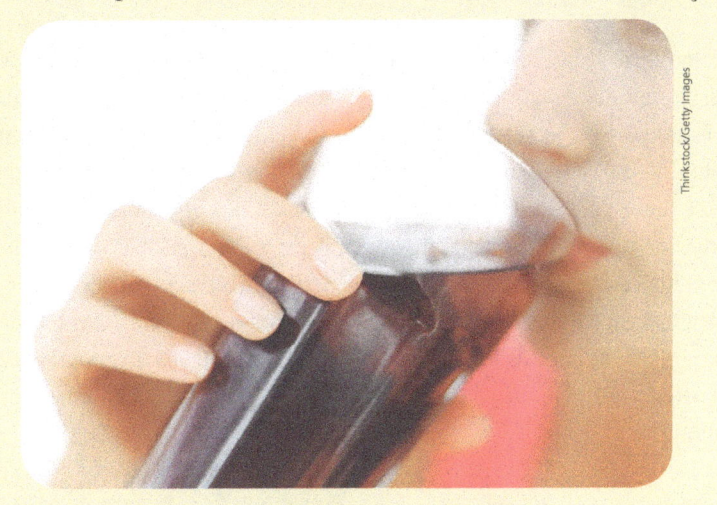

Thinkstock/Getty Images

Um estudo realizado pela Universidade de Minnesota, nos Estados Unidos, afirma que beber mais que duas latinhas de refrigerante por semana pode causar câncer de pâncreas. A pesquisa foi divulgada em 8 de fevereiro de 2010, na revista *Cancer Epidemiology, Biomarkers & Prevention*.

De acordo com Mark Pereira, que liderou o estudo em Minnesota, os altos níveis de açúcar encontrados em refrigerantes podem aumentar o nível de insulina no organismo, o que, para ele, contribui para o crescimento de células de câncer no pâncreas.

O estudo foi realizado com 60.524 homens e mulheres em Cingapura. Eles foram acompanhados por 14 anos. Durante esse período, 140 dos voluntários desenvolveram câncer no pâncreas. Aqueles que bebiam dois ou mais refrigerantes por semana apresentaram um risco mais elevado (87%) de desenvolver a doença.

Pereira disse acreditar que as conclusões se aplicam a outros lugares do mundo. "Cingapura é um país com um sistema de saúde excelente. Os passatempos favoritos da população são comer e fazer compras. Dessa maneira, acredito que os resultados podem ser aplicáveis a outros países ocidentais", diz o pesquisador.

SAIBA MAIS

Para Susan Mayne, da Universidade de Yale, nos Estados Unidos, é preciso ter cautela com os resultados. "Embora esse estudo aponte esse risco, a conclusão foi baseada em um número relativamente pequeno de casos. Não fica claro se isso é uma associação causal ou não", diz.

"O consumo de refrigerantes em Cingapura foi associado a diversos outros comportamentos nocivos para a saúde, como o tabagismo e o consumo de carne vermelha", diz Susan. Outras pesquisas relacionaram o câncer de pâncreas à carne vermelha torrada.

O câncer de pâncreas é uma das formas mais mortais da doença. Estima-se que existam 230 mil casos no mundo todo. Somente nos Estados Unidos, 37.680 pessoas foram diagnosticadas com câncer de pâncreas em 2009. Dessas, 34.290 morreram por causa da doença.

De acordo com a American Cancer Society, a taxa de cinco anos de sobrevida para pacientes com câncer de pâncreas é de cerca de 5%.

Adaptado de: "Refrigerante aumenta risco de câncer no pâncreas, diz estudo". Revista *Época*, 8 fev. 2010. Disponível em: <http://revistaepoca.globo.com/Revista/Epoca/0,,EMI120768-15257,00.html>. Acesso em: 28 jun. 2013.

País registra 1,2 mil plásticas ao dia

Foram 457 mil cirurgias estéticas em um ano e outras 172 mil reparadoras, diz pesquisa; implante de silicone lidera

Conhecido como um dos países que mais realizam cirurgias plásticas no mundo, o Brasil registrou 1.252 cirurgias estéticas por dia entre setembro de 2007 a agosto de 2008. Ou seja, foram 457 mil cirurgias desse tipo no período. Somadas aos procedimentos reparadores – normalmente feitos em pacientes com uma grave doença ou vítimas de violência – resultam em 629 mil operações. Os dados são de uma pesquisa da Sociedade Brasileira de Cirurgia Plástica (SBCP), encomendada ao Instituto Datafolha e divulgada em 12 fev. 2009. Em 2004, segundo outra pesquisa da Sociedade, foram 627 mil cirurgias no total.

O levantamento revela também que, pela primeira vez, os implantes de silicone (96 mil) ultrapassaram as lipoaspirações (91 mil), até então a preferida dos brasileiros. As mulheres foram as que mais procuraram os procedimentos estéticos: 402 mil, contra 52 mil homens.

Para se ter ideia da magnitude desses números, em 2008, foram feitos 166.821 procedimentos cardiovasculares no país – levando-se em conta as cirurgias cardíacas, angioplastias e colocação de marca-passos, segundo dados da Sociedade Brasileira de Cirurgia Cardiovascular e do DataSUS.

Uma das 96 mil mulheres que passaram pela cirurgia para implante de silicone é a representante de vendas Maria Carolina Rudge Guimarães, de 32 anos. Com 1,60 m e 42 quilos, aumentou dois números do seu sutiã com 200 mL em cada prótese mamária. "Não tinha nada [de busto], mas antes de colocar a prótese tive medo que ficasse grande demais. Hoje até acho que podiam ser maiores", diz. Após sua cirurgia, pelo menos três de suas amigas tomaram coragem para fazer o mesmo. "Depois que elas viram, resolveram fazer na hora."

Os resultados da pesquisa são bem recebidos pelo presidente da SBCP, José Yoshikazu Tariki, que comemora o progresso da especialidade, mas faz uma ressalva: a qualidade dos médicos atuando como cirurgiões plásticos. "Algumas especialidades são tão específicas que só deveriam ter profissionais capacitados atuando", afirma. A preocupação de Tariki tem fundamento. A legislação brasileira permite que o médico exerça qualquer especialidade, mesmo que não tenha título de especialista na área.

Norte-americanos, canadenses, franceses, libaneses e latino-americanos ajudaram a aumentar o número de cirurgias plásticas realizadas no país de setembro de 2007 a agosto de 2008. Segundo pesquisa da SBCP, estrangeiros foram responsáveis por 3%, ou 20 mil, dos 457 mil procedimentos estéticos realizados em hospitais e clínicas nacionais. Em 2004, esse percentual não passava de 1%.

Adaptado de: SANT'ANNA, Emilio. "País registra 1,2 mil plásticas ao dia". 13 fev. 2009. Disponível em: <http://www.estadao.com.br/noticias/impresso,pais-registra-12-mil-plasticas-ao-dia,323105,0.htm>. Acesso em: 28 jun. 2013.

SP terá mais idosos do que crianças em 2024

Segundo pesquisa do Seade, 2,2 milhões terão mais de 60 anos em 2024.
Número de crianças vai diminuir com redução de nascimentos

A cidade de São Paulo envelhece e sua população está cada vez mais amadurecida. Nos últimos dez anos, o número de paulistanos com 60 anos ou mais subiu 35% e chegou a 1,3 milhão. E a tendência trará uma mudança simbólica em 2024, quando a população idosa vai superar a de crianças e adolescentes até 14 anos.

Pela projeção da Fundação Sistema Estadual de Análise de Dados (Seade), em 2024, pela primeira vez desde que há levantamentos do tipo, o contingente da terceira idade (que será de 2,2 milhões) ultrapassará o de crianças (de 2,13 milhões).

"Uma mudança como essa exigirá que a cidade se adapte, com opções de lazer, transporte, habitação e até publicidade mais focada nesse público", analisa o demógrafo Carlos Eugenio de Carvalho Ferreira, da área de projeções demográficas da Fundação Seade. Para ele, o envelhecimento da população se deve a uma combinação de fatores, como a rápida urbanização, a participação crescente das mulheres no mercado de trabalho e o desenvolvimento da saúde pública.

Nos últimos dez anos, o número médio de filhos por mulher, na capital, caiu de 2,2 para 1,9 – uma redução de 14%. Se o mesmo ritmo for mantido, em 2017 o índice será de 1,64 – equivalente ao de países europeus.

Em 1980, a idade média do brasileiro, segundo o Instituto Brasileiro de Geografia e Estatística (IBGE), era de 20,2 anos. Hoje, é de 28,8. A tendência é de crescimento: 35,8 em 2025; 42 em 2040; e 46,2 em 2050, quando haverá 64 milhões de brasileiros com 60 anos ou mais, ante a 28 milhões com menos de 15, e 50 milhões entre 0 e 24 anos.

Adaptado de: VEIGA, Edson; VILICIC, Filipe; BRANDALISE, Vitor Hugo. "Em 14 anos, São Paulo terá mais idosos que crianças". O Estado de S. Paulo, 3 abr. 2010. Disponível em: <http://www.estadao.com.br/noticias/cidades,em-14-anos-sao-paulo-tera-mais-idosos-que-criancas,533252,0.htm04/04/10>. Acesso em: 28 jun. 2013.

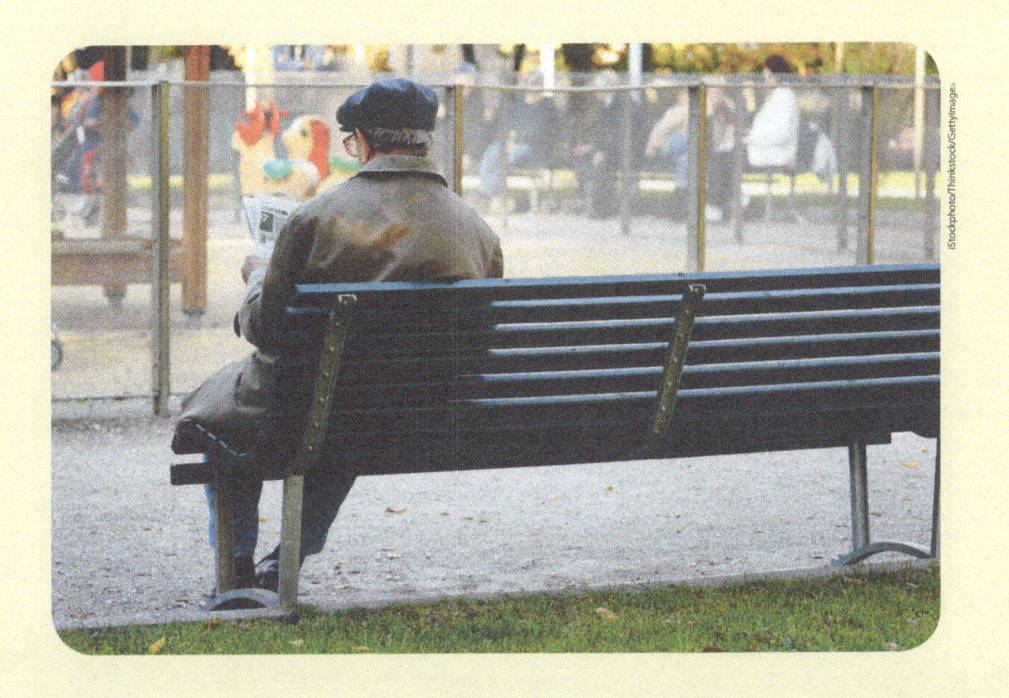

iStockphoto/Thinkstock/GettyImages.

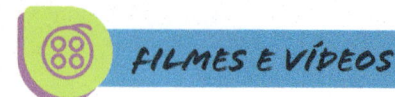
Adolescência, o cérebro em transformação

Documentário. Produção: Brasil, 2009.

Este documentário da neurocientista Suzana Herculano-Houzel aborda o período da adolescência, quando ocorrem grandes mudanças em meninos e meninas.

O corpo humano

Documentário (2 DVDs). Produção: Inglaterra, 1998.

São sete documentários de 50 minutos, abordando a concepção, o nascimento, a infância, a adolescência, a idade adulta, a velhice e a morte.

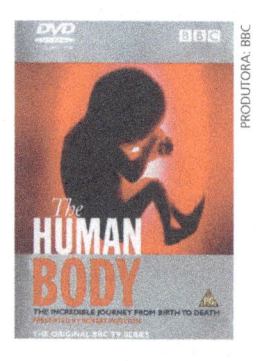

PRODUTORA: BBC

O clube dos cinco

Filme. Produção: EUA, 1985. Direção: John Hughes.

Por cometerem pequenos delitos, cinco adolescentes são confinados no colégio em um sábado. Eles precisam escrever uma redação de mil palavras a respeito do que pensam sobre si mesmos. Apesar de serem pessoas bem diferentes, enquanto o dia transcorre passam a aceitar uns aos outros e várias confissões são feitas. Lá passam a dividir sonhos, segredos e traumas.

Para sempre na minha vida

Filme. Produção: Itália, 1999. Direção: Gabriele Muccino.

Em Roma, quando estudantes são informados de que o Estado pretende privatizar seu colégio, eles decidem entrar em greve e ocupá-lo. Silvio, mais interessado em garotas do que em comitês de política estudantil, sonha em encontrar o amor de sua vida.

As melhores coisas do mundo

Filme. Produção: Brasil, 2010. Direção: Laís Bodanzky.

Mano tem 15 anos, adora tocar guitarra, beijar na boca, rir com os amigos, andar de *bike*, curtir na balada. Um acontecimento na família o faz perceber que virar adulto nem sempre é fácil: a popularidade na escola, a primeira transa, o relacionamento em casa, as inseguranças, os preconceitos e a descoberta do amor. O filme é centrado nos dilemas e descobertas que ocorrem nessa fase da vida.

Antes que o mundo acabe

Filme. Produção: Brasil, 2010. Direção: Ana Luiza Azevedo.

Daniel é um adolescente com problemas que para ele parecem insolúveis: uma namorada que não sabe o que quer, um amigo acusado de roubo e o desejo de sair da pequena cidade em que vive. Tudo começa a mudar quando ele recebe uma carta do pai que nunca conheceu. Em meio a tudo isso, Daniel será chamado a realizar suas primeiras escolhas adultas.

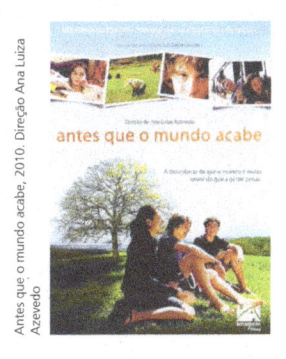

Antes que o mundo acabe, 2010. Direção Ana Luiza Azevedo

15 anos e meio

Filme. Produção: França, 2008. Direção: François Desagnat/Thomas Sorriaux.

A bem-humorada história de um cientista francês que mora nos Estados Unidos e se vê obrigado a retornar à sua terra natal para cuidar da filha adolescente, com quem não tem contato há anos. Enquanto se esforça para construir uma relação com a garota, o pai descobre que ela está muito mais interessada em amigos, namorados e festas.

O leitor

Filme. Produção: EUA, 2008. Direção: Stephen Daldry.

Durante grande parte da vida, Hanna viveu sozinha. Ao se envolver amorosamente com um adolescente chamado Michael, ela nem imagina que esse caso de verão vai marcar suas vidas para sempre. Baseado num livro com sucesso mundial de vendas, o filme leva ao questionamento de nossas mais profundas verdades.

A vida secreta das abelhas

Filme. Produção: EUA, 2008. Direção: Gina Prince-Bythewood.

Durante os anos 1960, no sul dos Estados Unidos, vivem a adolescente Lily Owens, de 14 anos, e a amiga Rosaleen. Elas fogem da dura criação para descobrir o que aconteceu com a mãe de Lily. No caminho, conhecem três irmãs criadoras de abelhas que as conduzem a uma jornada inesquecível. Baseado no romance homônimo de Sue Monk Kidd.

Tempo de aprender

Filme. Produção: EUA, 2006. Direção: James Ponsoldt.

Ray trabalha como árbitro de beisebol em uma escola de sua cidade. Sentindo-se velho e desiludido, ele não vê esperança em sua vida até o dia em que sua casa é atacada por um grupo de adolescentes. A maioria consegue fugir, mas Dave é flagrado por Ray, que faz um pacto com o rapaz: se Dave consertar o estrago, não será entregue à polícia. O garoto cumpre sua promessa e passa a frequentar a casa do árbitro. Ambos vão criando e estreitando uma forte amizade.

O clube do imperador

Filme. Produção: EUA, 2002. Direção: Michael Hoffman.

William Hundert é um professor da Saint Benedict's, uma escola preparatória para rapazes, que recebe a nata da sociedade americana. Lá Hundert dá lições de moral por meio do estudo de filósofos gregos e romanos. Ele acredita que o caráter de um homem orienta o seu destino e busca mostrar aos estudantes a importância de uma atitude correta. Sedgewick Bell, filho de um influente senador, entra em choque com o professor, questionando a importância do seu ensino. Num concurso sobre Roma Antiga, o aluno tenta trapacear.

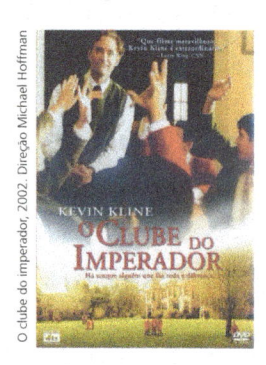

O clube do imperador, 2002. Direção Michael Hoffman

Kids

Filme. Produção: EUA, 1995. Direção: Larry Clark.

Nova York serve de cenário para mostrar o conturbado mundo dos adolescentes que indiscriminadamente consomem drogas e quase nunca praticam sexo seguro. Um garoto que deseja só transar com virgens e uma jovem que só teve um parceiro, mas é HIV positivo, servem de base para tramas paralelas, que mostram como um adolescente pode prejudicar seriamente sua vida se não estiver bem orientado.

Encontrando Forrester

Filme. Produção: EUA, 2000. Direção: Gus Van Sant.

Jamal Wallace é um adolescente que recebe uma bolsa de estudos em uma escola de elite de Manhattan por causa de seu desempenho no antigo colégio e também por jogar basquete muito bem. Depois de uma aposta com seus amigos, ele conhece William Forrester, um recluso escritor com quem desenvolve uma profunda amizade. Com Jamal, o escritor ganha algumas boas lições de vida.

O céu de outubro

Filme. Produção: EUA, 1999. Direção: Joe Johnston.

No final dos anos 1950, o adolescente Homer Hickam vive em uma cidade onde uma mineradora é a maior empregadora local. Ao saber que os russos colocaram o satélite *Sputnik* em órbita, ele sonha em fazer o mesmo. Com o apoio de uma professora e de alguns amigos, Hickam inicia um projeto que mudará sua vida para sempre.

Bicho de sete cabeças

Filme. Produção: Brasil, 2000. Direção: Laís Bodanzky.

Seu Wilson e o filho Neto possuem um relacionamento difícil. Seu Wilson despreza o mundo do filho, que não suporta a presença do pai. A situação piora quando o pai interna o filho em um manicômio depois de encontrar um baseado no bolso do casaco do rapaz. No manicômio, Neto terá de suportar as agruras de um sistema que lentamente devora suas presas.

Preciosa

Filme. Produção: EUA, 2009. Direção: Lee Daniels.

Uma garota obesa, filha de uma mulher violenta e igualmente obesa, imagina-se magra e loira, dentro dos padrões de beleza. O filme, além de denunciar a pobreza, o assistencialismo e o analfabetismo funcional de uma geração de americanos, toca na ferida da obesidade que prolifera e provoca a exclusão social.

Um amor de verão

Filme. Produção: EUA, 2008. Direção: John Stockwell.

Dorian, um adolescente mimado e rebelde, vai passar o verão numa pequena cidade. Lá conhece Grace, uma jovem estudiosa que sonha em ser médica, cuja mãe gasta dinheiro irresponsavelmente. Dorian planeja uma maneira de conseguir dinheiro fácil para tentar pagar a universidade da amiga. O filme mostra de forma delicada a fase da adolescência, quando amor, sonhos e esperança são intensos.

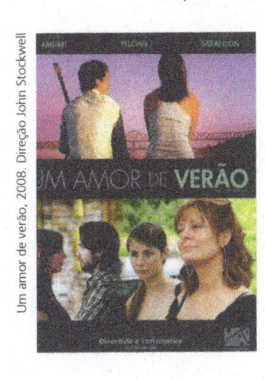

Um amor de verão, 2008. Direção John Stockwell

O sentido da vida

Filme. Produção: Inglaterra, 1983. Direção: Terry Gilliam, Terry Jones.

Obra do grupo Monty Python que tenta desvendar o sentido da vida. Numa das cenas do filme, um homem rico e extremamente gordo chega a um restaurante e come tudo o que pode até explodir. Afinal, comer é um dos sentidos da vida.

Maus hábitos

Filme. Produção: México, 2007. Direção: Simón Bross.

Elena é uma mulher magra, perfeccionista e frustrada por não conseguir convencer a filha, que considera gorda, a fazer dieta. Outra personagem, Matilde, é uma freira que se recusa a comer por acreditar que o sacrifício é capaz de salvar a cidade de uma enchente. O filme aborda com riqueza de detalhes a anorexia, doença que afeta principalmente mulheres e tem sido associada ao universo da moda.

A história de Karen Carpenter

Filme. Produção: EUA, 1989. Direção: Joseph Sargent.

A trágica história da jovem estrela da música Karen Carpenter, que, ao lado de seu irmão Richard, conquistou fãs em todo o mundo. Ela morreu em 1983, aos 33 anos, vítima de anorexia nervosa. A doença se manifestou de maneira mais latente em 1978. Cinco anos depois, com 35 quilos, ela faleceu de ataque cardíaco.

Angus, o comilão

Filme. Produção: Alemanha/EUA/França/Reino Unido, 1995. Direção: Patrick Read Johnson.

Angus é um menino acima do peso que enfrenta problemas de relacionamento com os garotos de sua escola. Ele é apaixonado pela menina mais bonita do colégio, mas acredita que nunca terá chance de ficar com ela por ser gordo.

O diabo veste Prada

Filme. Produção: EUA, 2006. Direção: David Frankel.

Andrea Sachs é uma jovem que conseguiu emprego na *Runaway Magazine*, a mais importante revista de moda de Nova York. Ela passa a trabalhar como assistente de Miranda Priestly, principal executiva da revista. Apesar da chance que muitos sonhariam em conseguir, logo Andrea nota que trabalhar no ramo de moda impõe muitas restrições e regras.

Elsa & Fred

Filme. Produção: Argentina, 2005. Direção: Marcos Carnevale.

Fred é um senhor pacato com quase 80 anos que se muda para um novo prédio, logo após ficar viúvo. Ele conhece Elsa, sua vizinha, também com quase 80 anos. Ela, que sofre de uma doença grave, é atirada, otimista e comunicativa, e tenta viver intensamente cada dia, enquanto Fred é hipocondríaco e quieto. Pela insistência de Elsa, essas diferenças são superadas e juntos redescobrem o prazer de viver, a cumplicidade e a amizade.

Amor

Filme. Produção: França/Alemanha/Áustria, 2012. Direção: Michael Haneke.

Georges e Anne são casados e davam aulas de música antes de se aposentarem. A filha musicista vive em um país estrangeiro.

Certo dia, Anne sofre um derrame e fica com um lado do corpo paralisado. O casal de idosos passa por graves obstáculos que colocarão o seu amor em teste.

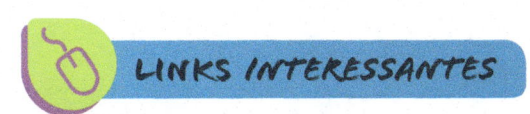

LINKS INTERESSANTES

Adolescência
http://www.adolescencia.org.br

Envelhecimento
http://www.portaldoenvelhecimento.org.br/principal/principal.htm
http://www.observatorionacionaldoidoso.fiocruz.br/links/index.php
http://social.un.org/index/Ageing.aspx (em inglês)
http://www.portalterceiraidade.com.br

Hormônios e diabetes
http://diabete.com.br
http://www.portaldiabetes.com.br

Sociedade Brasileira de Diabetes
http://www.diabetes.org.br

Imagens do corpo humano
http://catalog.nucleusinc.com/catalogindex.php (em inglês)

Obesidade
http://www.obesidadeinfantil.org
http://www.abeso.org.br

Orientações nutricionais (esportistas, adolescentes)
http://www.alimentacaosaudavel.org

Sociedade Brasileira de Cirurgia Plástica
http://www2.cirurgiaplastica.org.br

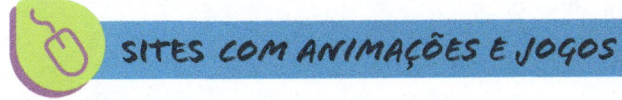

SITES COM ANIMAÇÕES E JOGOS

Animações do funcionamento do corpo humano
http://www.argosymedical.com (em inglês)

Animação do funcionamento de hormônios esteroides
http://highered.mcgraw-hill.com/olc/dl/120109/bio46.swf (em inglês)

Jogo de corrida dos espermatozoides para fecundação

http://www.channel4.com/microsites/G/TGSR/prog-swfs/thegreatspermrace.swf (em inglês)

Jogo para cuidar de cão diabético

http://nobelprize.org/educational_games/medicine/insulin/game/insulin.html (em inglês)

Teste sobre conhecimento de partes do corpo humano

http://www.bbc.co.uk/science/humanbody/body/interactives/3djigsaw_02/index.shtml?organs (em inglês)

 **BIBLIOGRAFIA**

AINSWORTH, C. "Secret Language of Cells". *New Scientist*, v. 2330, 2002.

ANANTHASWAMY, A. "Love, the Great Gender Bender". *New Scientist*, v. 2446, 2004.

ANDERSEN, J. L.; SCHJERLING, P.; SALTIN, B. "Muscle, Genes and Athletic Performance". *Scientific American*, set. 2000.

ASHCROFT, F. *A vida no limite: a ciência da sobrevivência*. Rio de Janeiro: Jorge Zahar, 2001.

ASHCROFT, S. J. H.; RANDLE, P. J. "Glucose Metabolism and Insulin Release by Pancreatic Islets". *The Lancet*, v. 1, 1968.

COGHLAN, A. "It May Be your Brain Not your Genitals that Decides What Sex You Really Are". *New Scientist*, v. 2365, 2002.

COORE, H. G.; RANDLE, P. J. *"Regulation of Insulin Secretion Studied with Pieces* of Rabbit Pancreas Incubated In Vitro". Biochemical Journal, v. 93, 1964.

EWING, W. *"Inside Information*: Imaging the Human Body". Londres: Thames and Hudson, 1996.

GILBERT, S. F. *Development Biology*, 6. ed. Sunderland: Sinauer Associates, 2000.

GRIMES, K. "To Trust Is Human". *New Scientist*, v. 2394, 2003.

HOOPER, R. "The Radical Route to a Longer Life". *New Scientist*, v. 2499, 2005.

HUNT, A.; MILLAR, R. (Ed.). *As Science for Public Understanding*. Oxford: Heinemann Educational Publishers, 2000.

JEUKENDRUP, A. F.; BROUNS, A. J. M.; SARIS, H. M. "Carbohydrate-Electrolyte Feeding Improve 1 h Time Trial Cycling Performance". *International Journal of Sports Medicine*, v. 18, 1997.

LANE, M. A.; INGRAM, D. K.; ROTH, G. S. "The Serious Search for an Anti-Aging Pill". *Scientific American*, ago. 2002.

LOVETT, R. "Running Man". *New Scientist*, v. 2491, 2005.

MAHAN, K. L.; ESCOTT-STUMP, S. *Krause*: alimentos, nutrição e dietoterapia. São Paulo: Roca, 1998.

NATIONAL GEOGRAPHIC. Washington, DC: National Geographic Society, v.192, n. 5, 1997.

NILSON, L. *Nacer*. Barcelona: Salvat, 1990.

OKOSUN, I. S. et al. "Abdominal Adiposity in U.S. Adults: Prevalence and Trends, 1960-2000". *Preventive Medicine*, v. 39, n. 1, jul. 2004.

OLSHANSKY, S. J.; HAYFLICK, L.; CARNES, B. A. "No Truth to the Fountain of Youth". *Scientific American*, jun. 2002.

POOLE, R. M. (Org.). *The Incredible Machine*. Washington: National Geographic Society, 1994.

POSNER M. I.; MINTUN, M. A.; RAICHLE, M. E. "Positron Emission Tomographic Studies of the Cortical Anatomy of Single Word Processing". *Nature*, Londres, v. 331, 1988.

RAICHLE, M. E. "Images of the mind: studies with Modern Imaging Techniques". *Annual Review of Psychology*, v. 45, 1994.

_____; POSNER, M. I. *Images of Mind*. Nova York: Scientific American Library, 1994.

RAL, D. et al. "Sperm Attraction to a Follicular Factor(s) Correlates with Human Egg Fertility". *Proceedings of the National Academy of Sciences*, v. 88, 1991.

RICKLEFS, R. E.; FINCH, C. E. *Aging: A Natural History*. Nova York: Scientific American Library, 1995.

SILVA, D. A. S. et al. "Comparação do crescimento de crianças e adolescentes brasileiros com curvas de referência para crescimento físico: dados do Projeto Esporte". *Jornal de Pediatria*, v. 86, 2010.

TURNEY, J. "Growing Old Grungily". *New Scientist*, v. 2499, 2005.

YALOW, R. S.; BERSON, S. A. "Immunoassay of Endogenous Plasma Insulin in Man". *Journal of Clinical Investigation*, Durham, v. 39(7), p. 1157-1175, 1960.

OS AUTORES

ROGÉRIO G. NIGRO nasceu na cidade de São Paulo. É mestre em Biologia pelo Instituto de Biociências da USP e doutor em ensino de Ciências e Matemática pela faculdade de Educação dessa mesma universidade.

Começou a lecionar já nos tempos de escola. Seus primeiros alunos foram os colegas de classe que precisavam de reforço escolar. Mais tarde, no segundo ano de faculdade, começou a dar aulas de Biologia para o Ensino Médio. Deu aulas para alunos do Ensino Médio de cursos regulares, de magistério e também para cursinhos pré-vestibular.

Após ter se graduado em Ciências Biológicas, começou a dedicar-se à pesquisa acadêmica e ao ensino de Ciências para crianças, desde a Educação Infantil até o 9º ano do Ensino Fundamental.

Desde então tem escrito livros paradidáticos, didáticos, artigos em revistas de divulgação científica e participado de projetos de ensino a distância.

Atualmente dedica-se à pesquisa em ensino de Ciências e à formação de professores. Em virtude dessas atividades, tem apresentado trabalhos em revistas e congressos nacionais e internacionais e realizado cursos sobre a didática das Ciências em escolas da rede particular de ensino.

MARIA CRISTINA DA CUNHA CAMPOS nasceu na cidade do Rio de Janeiro. Graduou-se em Ciências Biológicas pelo Instituto de Biociências da USP e, em seguida, cursou mestrado e doutorado em Biologia/Genética nessa mesma universidade.

Começou a lecionar nos anos de faculdade, dando aulas de Ciências no Ensino Fundamental e de Biologia no Ensino Médio e em cursos pré-vestibular.

Em parceria com o autor Rogério G. Nigro, escreveu livros didáticos de Ciências para o Ensino Fundamental, livros de metodologia de ensino de Ciências e livros paradidáticos, além de ter participado na elaboração de materiais para projetos de ensino a distância.

Coleção Projeto Ciência

Novo projeto gráfico e nova ortografia

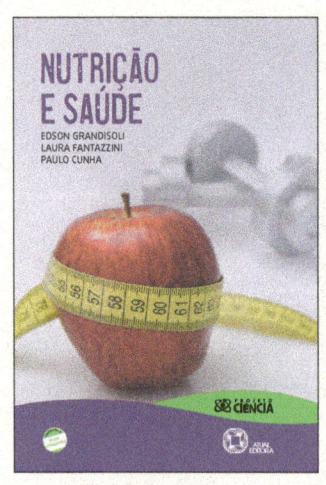

Nutrição e saúde

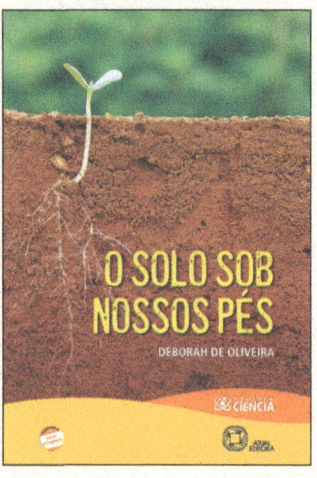

O solo sob nossos pés

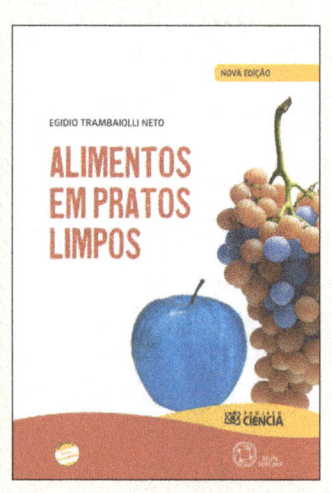

Alimentos em pratos limpos

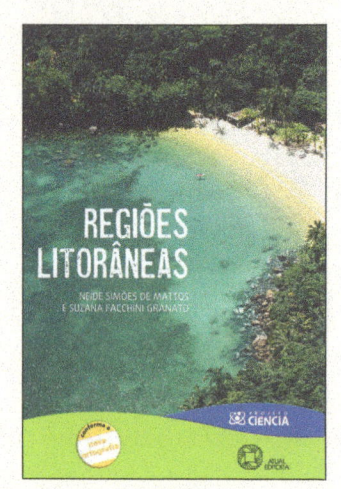

Regiões litorâneas

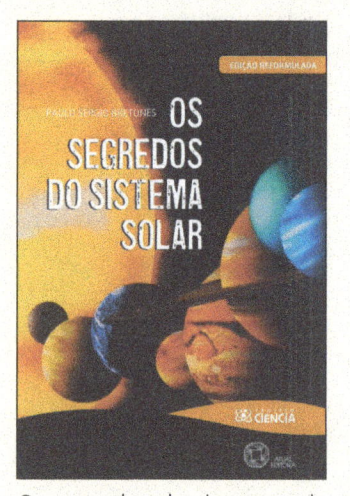

Os segredos do sistema solar

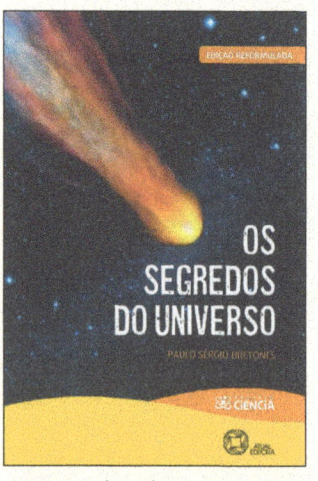

Os segredos do universo

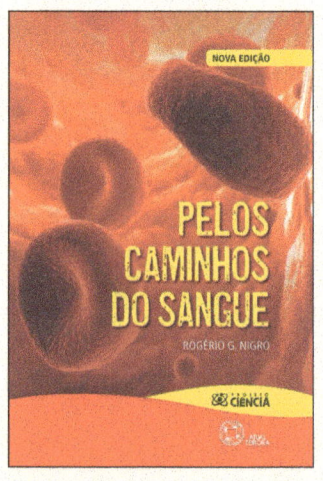

Pelos caminhos do sangue

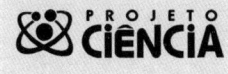 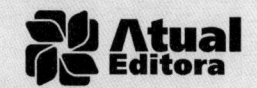

NOSSO CORPO, NOSSA SOCIEDADE

Rogério G. Nigro e Maria Cristina C. Campos

SUPLEMENTO DE ATIVIDADES

Nome: _____

Escola: _____ Grau: _____ Ano: _____

Parte I – Cruzadinha

Resolva a cruzadinha a seguir.

a) Liberada pela pituitária, essa substância estimula a ocorrência de contrações uterinas.

b) Substâncias produzidas em uma dada região – geralmente em pequenas quantidades – e que atuam em outras partes do corpo.

c) Substância disponível no organismo após a digestão de carboidratos.

d) Estrutura pequena localizada em uma cavidade abaixo do cérebro, bem acima do céu da boca.

e) Substância considerada o hormônio do crescimento.

f) Viveu de 1514 a 1565. Foi considerado o maior anatomista de seu tempo. Roubava cadáveres para estudá-los.

g) Substância produzida na pituitária. Estimula a ovulação nas mulheres.

h) Substância produzida na pituitária. Nos homens, em conjunto com a testosterona, estimula a produção de espermatozoides.

i) Substâncias altamente energéticas.

j) Substância produzida no pâncreas. Participa da absorção de glicose pelas células.

k) Estado de equilíbrio interno.

l) Parte do encéfalo que é ligada à pituitária.

m) Substância liberada pela pituitária. Atua nas mamas, estimulando a produção de leite.

Parte V – Questões de associação de conhecimentos

1. O avanço da sociedade traz benefícios ou prejuízos para nossa saúde? Explique sua opinião, utilizando o que aprendeu com o livro *Nosso corpo, nossa sociedade*.

_____

_____

_____

_____

2. De um lado há o corpo humano: um conjunto de células em interação. De outro, a sociedade: um conjunto de indivíduos em interação. Há alguma relação entre o corpo e a sociedade?

Após a leitura do livro, qual a sua opinião a esse respeito?

_____

_____

_____

_____

_____

_____

_____

_____

_____

_____

3. É comum que adolescentes queiram parecer outra pessoa, por exemplo, um artista famoso. Que explicação você daria para isso?

_____

_____

_____

_____

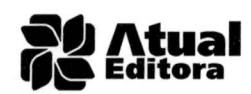

b) O que acontece com essa substância dentro do corpo do atleta?

_____

_____

2. Explique o que causa o diabetes.

_____

_____

_____

_____

3. O que são hormônios? Como eles atuam? Cite dois exemplos.

_____

_____

_____

_____

_____

4. Complete a tabela com as glândulas endócrinas, as substâncias por elas produzidas e os processos em que atuam.

GLÂNDULA ENDÓCRINA	SUBSTÂNCIAS QUE PRODUZ	PROCESSOS EM QUE ATUA
Pâncreas		Metabolismo da glicose.
	Hormônios sexuais – estroqênios.	Diferenciação sexual relacionada ao sexo feminino.
	Hormônios sexuais – testosterona.	

5. Complete a tabela indicando a ação dos hormônios FSH e LH em homens e em mulheres.

	MULHERES	HOMENS
FSH		
LH		

6. Em países considerados desenvolvidos, morrem mais pessoas em decorrência de doenças infecciosas ou de doenças cardiovasculares e câncer? Explique.

_____

_____

_____

Parte III – Questões objetivas de discussão

1. Cite algumas transformações pelas quais o corpo passa com a chegada da terceira idade.

_____

_____

_____

_____

_____

_____

_____

_____

_____

_____

_____

2. Explique a ação de hormônios durante a amamentação.

_____

_____

_____

_____

3. No livro foi feita uma analogia: fala-se em "maestros do desenvolvimento".

a) Quais estruturas do corpo foram consideradas os maestros do desenvolvimento?

_____

b) Explique essa analogia.

_____

_____

_____

_____

_____

Parte IV – Questões de discussão e argumentação

1. Vesálio, o mais importante anatomista de sua época, roubava cadáveres para estudá-los. O que você acha dessa atitude? Você a considera justificável? Procure dar um argumento contrário e um argumento favorável a essa prática.

_____

_____

_____

_____

_____

_____

2. Óvulo e espermatozoides se comunicam? Dê a sua opinião e justifique-a.

_____

_____

_____

3. Sobre o aumento da expectativa de vida, veja a seguinte declaração:

Hoje o tempo passa mais rápido. Tudo é muito acelerado. No final das contas acabamos vivendo mais. Se no passado as pessoas morriam por volta dos 65 anos, no presente a expectativa de vida aumentou.

a) Há provas de que a expectativa de vida aumentou?

_____

_____

_____

b) Quais são as justificativas apresentadas para o aumento da expectativa de vida?

_____

_____

_____

_____

c) Você consegue pensar em justificativas diferentes para os dados apresentados?

_____

_____

_____

_____

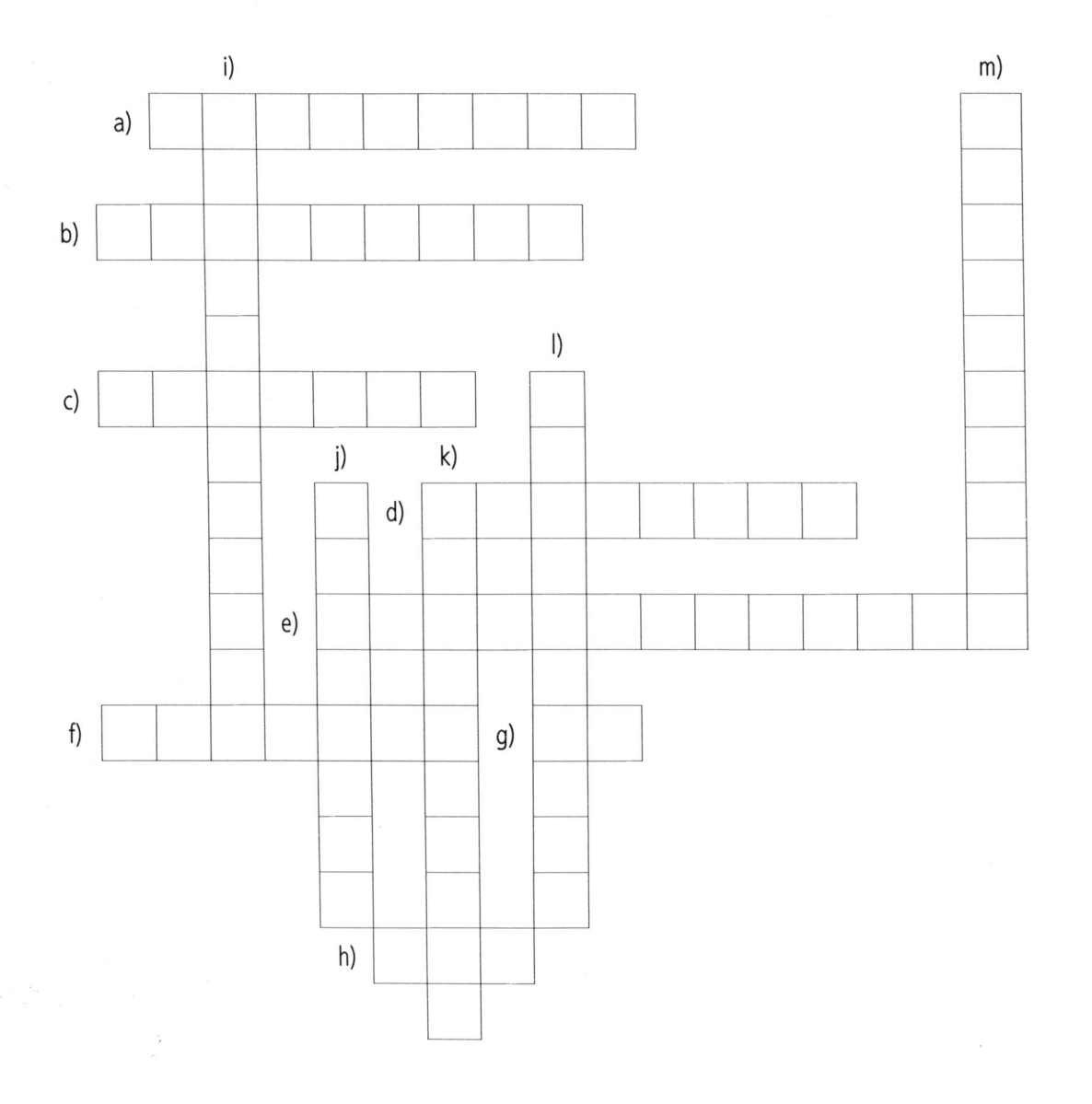

Parte II – Questões objetivas

1. Um atleta ingeriu um suplemento energético com maltodextrina. Sobre essa situação, explique:

a) O que é a maltodextrina?

_____

_____

_____

_____